感染症プラチナマニュアル 2018

新刊

ファミリーが増えて
ますます「使える」本になりました!

増頁ながら
コンパクト、
さらに充実

著 **岡 秀昭**
埼玉医科大学総合医療センター
総合診療内科・感染症科
部長／准教授

三五変　頁408　図9
ISBN978-4-8157-0113-0
2018年

定価：本体 2,000 円＋税

改訂のポイント

- ◆ 新規ガイドライン（成人肺炎, MRSA）と最新の主要論文およそ70本の情報を追加。
- ◆ 人畜共通感染症の項目を増設。結核菌、非結核性抗酸菌の記載がさらに充実。
- ◆ 急性心膜炎、縦隔炎、人工血管感染症などの心血管感染症と、ジフテリア、まれなグラム陰性桿菌の記載を追加。
- ◆ 抗菌薬にはリファキシミンが追加。

感染症診療に必要かつ不可欠な内容をハンディサイズに収載。必要な情報のみに絞ってまとめ、臨床における迷いを払拭する。約40頁増ながらコンパクトさを堅持し、内容はさらに充実。本書にリンクした美麗な写真が収載され、併せて使える『**微生物プラチナアトラス**』、文字が大きくなって読みやすい拡大版『**感染症プラチナマニュアル 2018 Grande**』も同時発売。内科系医師〜外科系医師にも、さらには〜。

ご要望にお応えし、
拡大版「感染症プラマニュ2018」登場
※内容は同じです

感染症プラチナマニュアル 2018 Grande［グランデ］

著 岡 秀昭

オリジナルサイズ 84mm
グランデサイズ 136mm / 228mm / 141mm

大きくなって
読みやすい
拡大版プラマニュ

A5変　頁408　図9　ISBN978-4-8157-0114-7　2018年
定価：本体 3,500 円＋税

『プラマニュ』から生まれた、検査技師のための"使える"アトラス

微生物プラチナアトラス

Platinum Atlas of Clinical Microbiology

著 **佐々木雅一**
東邦大学医療センター
大森病院臨床検査部主任

編著 **岡 秀昭**

写真は「感染症プラマニュ」内の
写真番号と完全リンク！

B5変　頁240　図2　写真375　ISBN978-4-89592-910-3　2018年
定価：本体 4,500 円＋税

MEDSi　メディカル・サイエンス・インターナショナル
113-0033　東京都文京区本郷1-28-36
TEL 03-5804-6051　FAX 03-5804-6055
http://www.medsi.co.jp
E-mail info@medsi.co.jp

プライマリ・ケアのための 新規抗てんかん薬マスターブック 改訂第2版

編集　高橋幸利（静岡てんかん・神経医療センター 副院長）

エビデンスに基づいた新規抗てんかん薬の選びかた・使いかたを平明に解説した，好評書籍の改訂第2版．最新情報へのアップデートとともに，新しく4つの薬剤（ビガバトリン，エベロリムス・シロリムス，ブリバラセタム，ミダゾラム頬粘膜投与製剤）を取り上げた．新規抗てんかん薬は，薬物相互作用の注意点，有効性のエビデンス等を整理し，治療効果は治験で用いる客観的指標の表にまとめて併載，抑えておきたい要点を簡潔に示した．

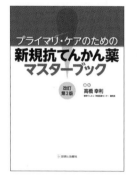

主要目次

小児の抗てんかん薬開始量,血中濃度,有効性
第1章　てんかん診療の基礎知識
第2章　抗てんかん薬の選択
第3章　新しい抗てんかん薬の使い方
付録
成人の抗てんかん薬開始量,血中濃度,有効性

B5判　144頁　定価（本体3,500円＋税）ISBN978-4-7878-2318-2

抗血栓薬クリニカルクエスチョン100
直接経口凝固薬時代の抗血小板・抗凝固薬の使い方　改訂第2版

監修　幸原伸夫（神戸市立医療センター中央市民病院神経内科部長）
　　　古川　裕（神戸市立医療センター中央市民病院循環器内科部長）
編集　藤堂謙一（大阪大学医学部附属病院脳卒中センター（神経内科・脳卒中科）助教）
　　　金　基泰（神戸市立医療センター中央市民病院循環器内科副医長）

本書では，抗血小板・抗凝固薬の使い方を，実際に臨床で遭遇するクリニカルクエスチョンをあげ，その疑問・質問に答えるQ&A形式で適正な医療を行える指針となることを目的に編集．神経内科，循環器内科，脳神経外科のエキスパートが，その専門分野のノウハウを駆使して一人の患者さまに最善の治療を行うよう，注意すべき点，その使い方のコツとピットフォールをあますところなく解説．循環器疾患，脳卒中診療に携わる医師，開業医・一般内科医等必携の書．2013年の初版以降登場した新薬，中和薬，新たなエビデンスを反映した待望の改訂版．

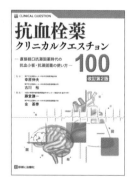

主要目次

Chapter Ｉ　総論
Chapter Ⅱ　脳卒中
Chapter Ⅲ　虚血性心疾患
Chapter Ⅳ　末梢動脈疾患
Chapter Ⅴ　集中治療・心不全管理
Chapter Ⅵ　心房細動
Chapter Ⅶ　心臓血管外科術後
Chapter Ⅷ　深部静脈血栓症・肺塞栓症
Chapter Ⅸ　副作用
Chapter Ⅹ　抗血栓薬併用
Chapter ⅩⅠ　外科処置時の対応
Chapter ⅩⅡ　脳梗塞急性期
Chapter ⅩⅢ　急性冠症候群
Chapter ⅩⅣ　大動脈解離
Chapter ⅩⅤ　患者背景
Chapter ⅩⅥ　ワルファリン
Chapter ⅩⅦ　直接経口抗凝固薬
　　　　　　（direct oral anticoagulants:DOAC）
付録
Column

B5判　168頁　定価（本体3,800円＋税）ISBN978-4-7878-2311-3

診断と治療社

〒100-0014　東京都千代田区永田町2-14-2山王グランドビル4F
電話 03（3580）2770　FAX 03（3580）2776
http://www.shindan.co.jp
E-mail:eigyobu@shindan.co.jp

認知症診療の最前線に立つかかりつけ医必携の実用書、待望の第2版

かかりつけ医が認知症・MCIを診る 第2版

著 **藤井直樹** 国立病院機構大牟田病院名誉院長

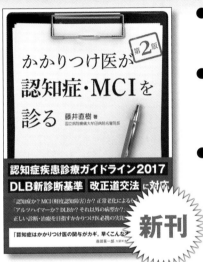

新刊

- ●認知症疾患診療ガイドライン2017、DLBの新たな臨床診断基準、改正道路交通法に対応。コンパクトながら最新の知見・情報をすべて網羅しています。
- ●もの忘れ外来の名医が豊富な画像・症例を用いて懇切丁寧に解説。実際の診療の手順(「疑う」→「診断する」→「病型を診断する」→「治療を開始する」→「フォローする」)に沿って効率よくスッキリ学べます。
- ●「認知症はかかりつけ医の関与がカギ。早くこんな本が欲しかった」(森田喜一郎 久留米大学高次脳疾患研究所客員教授)。認知症の専門医も太鼓判の一冊です。

B5判・160頁・2色刷　定価(本体3,700円+税)
ISBN 978-4-7849-4545-0　2018年2月刊

第1章 かかりつけ医が認知症を診るということ
第2章 認知症とは
1. 認知症の定義
2. 認知症の症状
第3章 認知症を疑う
第4章 かかりつけ医が「認知症」と診断する
1. 病歴聴取
2. 診察
3. 認知症のスクリーニング検査
4. 認知症の画像検査
5. 認知症の血液検査
6. その他の検査
7. 認知症と診断する
8. 認知症と鑑別を要する病態

第5章 かかりつけ医がどの病型か診断する
1. アルツハイマー型認知症
2. レビー小体型認知症
3. 血管性認知症
4. 前頭側頭葉変性症
5. 高齢者タウオパチー
6. 特発性正常圧水頭症
7. 薬剤による認知機能障害
8. 脳外傷による高次脳機能障害
9. 診断が難しい場合
第6章 かかりつけ医が治療を開始する
1. 各病型の薬物療法
2. 認知症の非薬物療法
3. BPSDへの対応と治療

第7章 かかりつけ医がフォローする
1. 認知症患者への対応・接し方
2. 介護者へのサポート
3. 連携
4. 様々なサポート体制・制度
5. 自動車運転
6. 若年性認知症
7. 人生の最終段階における医療
8. 専門医へ依頼したほうがよい場合
第8章 かかりつけ医がMCIを診断し、フォローする
1. 軽度認知障害(MCI)とは
2. MCIの診断
3. 症例
4. MCIの転帰とフォロー

日本医事新報社
〒101-8718　東京都千代田区神田駿河台2-9

ご注文は
TEL：03-3292-1555
FAX：03-3292-1560
URL：http://www.jmedj.co.jp/

書籍の詳しい情報は小社ホームページをご覧ください。
医事新報　検索

明日から役立つ

認知症のかんたん診断と治療

著 平川 亘 誠弘会 池袋病院 副院長、脳神経外科部長

好評発売中

**診断法も治療法も画期的にシンプル！
けれども高齢認知症患者の9割は良くすることができます！**

- 脳外科医として救急対応にもあたる一方、毎日40人以上の認知症患者さんを診療する著者。同じ患者さんを長く診ることで見えてきた認知症診療のコツをまとめました。
- この本の内容だけで、プライマリケアで出会う認知症患者さんのほとんどは良くできます。
- CT、MRI、脳血流検査の話はほとんど出てきません。プライマリケアで診るという前提で解説しています。
- 診断・治療法は簡単ながら、内容はバイブル級！
- 著者の大人気講演「急性期病棟でのせん妄・意識障害治療」の内容も収載。

Ⅰ章 認知症の臨床かんたん診断
Ⅱ章 失敗しない認知症治療とは
Ⅲ章 認知症治療薬の使いこなし
Ⅳ章 認知症のかんたん治療〈外来編〉
Ⅴ章 認知症のかんたん治療〈病棟編〉
巻末挟み込み付録
「認知症のかんたん診断と治療 まとめ」
「かんたん診断と治療的 認知症の薬の使い分け」

A5判・386頁・2色刷（巻末付録カラー）
定価（本体4,500円＋税）
ISBN 978-4-7849-4580-1
2017年4月刊

認知症診療の実践的な書！

「薬の使い分け、さじ加減で
認知症がここまで良くなるとは」

——順天堂大学大学院客員教授 田平 武

日本医事新報社
〒101-8718 東京都千代田区神田駿河台2-9

ご注文は
TEL：03-3292-1555
FAX：03-3292-1560
URL：http://www.jmedj.co.jp/

書籍の詳しい情報は小社ホームページをご覧ください。

医事新報 検索

巻頭言

　認知症患者，推計462万人。日常臨床にあって，診療科を問わず「認知症」と相対さなければならない時代です。"地域のかかりつけ"として活躍されている先生方であればなおさら，「私は専門じゃないから」と逃げられないのではないでしょうか。拍車をかけるように，2015年1月27日には国策としての認知症施策推進総合戦略，いわゆる「新オレンジプラン」も策定されました。国家の意思として，医師，歯科医師，薬剤師，看護師といった医療者すべてに「認知症」への理解を深め，啓発活動に参加することが希求されているわけです。「認知症」は，従前の神経内科医や精神科医が担当していればよいという専門的な疾患から，医療者である以上，誰であろうとある程度の対応ができて当然な，むしろ対応しなければならないcommon diseaseへ変質したと言えるでしょう。

　こうした時代の要請に応え，日本認知症学会や日本老年精神医学会，日本老年医学会など関連学会による専門医の育成や日本医師会による認知症サポート医の育成は勿論，専門医による非専門の先生方への啓発活動，各種学習書籍の出版など，様々な取り組みがなされています。とはいえ，後者に関しては専門的な内容でありすぎたり，具体的な解決策の明示に欠いた，帯に短し襷に長し的な内容のものが多いと感じていらっしゃる向きも多いのではないでしょうか。

　本書は，臨床場面で必ず相対さなければならない「認知症」に関し，今すぐ使える，より実践的な「認知症ガイドブック」を編集の方針としております。疾患，治療，介護，法律など，先生方が特に知りたいと思われる内容を項目立て，その分野の第一線において活躍されている著名な先生方に執筆を担当して頂きました。各項の内容に関しても，evidenceに基づきつつ，一方でこれのみにとらわれることなく患者や介護者へのアドバイスの仕方など，実践的な内容を意識して執筆して頂いております。

　本書を手にした先生方におかれましては，認知症診療における必携の書として，日々の診療にご活用頂ければ幸いです。

神奈川歯科大学認知症・高齢者総合内科教授
藤田保健衛生大学救急総合内科客員教授

眞鍋雄太

かかりつけ医のための「攻める」認知症ガイド
臨床現場で今すぐ使える!

jmedmook 55
2018年4月

1章 認知症を"識る"

1	とんでもない時代がやってきた!――日本の現状と世界	眞鍋雄太	1
2	認知症とは?	眞鍋雄太	4
3	認知症の中核症状	水上勝義	7
4	認知症に伴う行動異常と精神症状	水上勝義	10
5	認知症を診断するために必要な問診・診察手技・検査	眞鍋雄太	14
6	認知症を診断するための神経心理学検査――総論	太田一実	18
7	認知症を診断するための神経心理学検査――外来で使える応用編	太田一実	24
8	認知症を診断するためのMRI	中野正剛	28
9	認知症を診断するためのSPECT/PET	中野正剛	35
10	認知症を診断するためのバイオマーカー検査	水上勝義	44

2章 認知症を原因疾患別に"識る"

1	アルツハイマー病(アルツハイマー型認知症)	鵜飼克行	47
2	血管性認知症	山﨑貴史 長田 乾	56
3	レビー小体病(パーキンソン病,レビー小体型認知症)	福井俊哉	65
4	前頭側頭葉変性症	橋本 衛	74
5	その他のパーキンソニズムを伴う認知症	福井俊哉	81
6	正常圧水頭症	中根 一 冨田雄介	88
7	嗜銀顆粒性認知症,辺縁系神経原線維変化認知症	鵜飼克行	96
8	糖尿病,肝性脳症,ビタミンB_1,B_{12}欠乏症,甲状腺機能低下症	眞鍋雄太	101

3章 認知症の治療を症状別に"識る"

1	コリンエステラーゼ阻害薬――総論,使い分け,切り替え法	堀 宏治 袖長光知穂	105

2	非選択的NMDA受容体遮断薬（メマンチン）——総論，具体的な処方例	松永慎史	109
3	抗パーキンソン病薬——レボドパ製剤を中心とした具体的な処方例	福井俊哉	115
4	抑肝散，抑肝散加陳皮半夏——総論，具体的な処方例	水上勝義	122
5	BPSDの治療——総論	小田原俊成	127
6	易怒性，暴力行為の治療——アルツハイマー型認知症を中心に	小田原俊成	129
7	幻覚の治療——レビー小体型認知症を中心に	橋本 衛	134
8	妄想の治療——疾患による違いと成因背景，対応，具体的な処方例	橋本 衛	140
9	うつ症状の治療——無為との違い，治療法，精神科へ紹介すべき症例	橋本 衛	145
10	睡眠障害の治療——具体的な薬剤選択	岡田一平／藤城弘樹	151
11	意識明晰度の動揺（日中傾眠），せん妄の治療	平野光彬／藤城弘樹	156

4章　認知症の予防・介護・在宅医療・法律を"識る"

1	軽度認知障害——定義，診断基準を中心に"予備軍"を理解する	朝田 隆	161
2	サルコペニア，フレイル——認知症予防のための基礎知識	浅井幹一	166
3	健康生活——食事・飲酒・運動・睡眠からみる具体的な認知症予防	眞鍋雄太	169
4	口腔ケア——歯と歯周病からみる認知症予防	石井信之	173
5	BPSDへの対応——具体的な対応・指導例	長澤かほる	176
6	認知症患者のリスクマネジメント——ケースでみる具体的な指導	長澤かほる	183
7	在宅介護のサポート体制——患者にあった介護環境，具体的な指導法	長澤かほる	187
8	介護保険——求められる主治医意見書，内容を具体的に教えます	長澤かほる	190
9	介護家族のメンタルケア——かかりつけ医ができること，すべきこと	小田原俊成	194
10	認知症に関わる遺伝因子——正しく質問に答えるためのHow to	荒川玲子／斎藤加代子	196
11	在宅医療——概要と連携の実際	浅井幹一	198
12	終末期対応——認知症患者のIVH，胃瘻，介護者への説明の仕方	浅井幹一	201
13	認知症医療と法律——成年後見制度，道路交通法	赤羽根秀宜	204

索引　　208

執筆者一覧

(掲載順)

眞鍋雄太	神奈川歯科大学認知症・高齢者総合内科教授／藤田保健衛生大学救急総合内科客員教授
水上勝義	筑波大学大学院人間総合科学研究科スポーツ健康システム・マネジメント専攻教授
太田一実	順天堂大学医学部附属順天堂東京江東高齢者医療センター PET-CT 認知症研究センター
中野正剛	医療法人相生会認知症センターセンター長
鵜飼克行	総合上飯田第一病院老年精神科部長
山﨑貴史	横浜総合病院脳神経センター神経内科部長
長田 乾	横浜総合病院臨床研究センターセンター長
福井俊哉	医療法人花咲会かわさき記念病院院長
橋本 衛	熊本大学医学部附属病院神経精神科准教授
中根 一	帝京大学医学部附属溝口病院脳神経外科教授
冨田雄介	帝京大学医学部附属溝口病院脳神経外科
堀 宏治	聖マリアンナ医科大学神経精神科学教室特任教授
袖長光知穂	聖マリアンナ医科大学神経精神科学教室講師
松永慎史	藤田保健衛生大学医学部認知症・高齢診療科講師
小田原俊成	横浜市立大学保健管理センターセンター長
岡田一平	医療法人静心会桶狭間病院藤田こころケアセンター
藤城弘樹	名古屋大学医学部附属病院精神科・親と子どもの心療科講師
平野光彬	名古屋大学大学院医学系研究科精神医学
朝田 隆	医療法人社団創知会メモリークリニックお茶の水理事長
浅井幹一	藤田保健衛生大学豊田市・藤田保健衛生大学連携地域医療学教授
石井信之	神奈川歯科大学大学院口腔統合医療学講座歯髄生物学分野教授
長澤かほる	株式会社ケアサークル恵愛 ケアサークル恵愛居宅介護支援事業所介護支援専門員／東京都認知症介護指導者
荒川玲子	東京女子医科大学遺伝子医療センター講師
斎藤加代子	東京女子医科大学遺伝子医療センター所長・特任教授
赤羽根秀宜	中外合同法律事務所 弁護士

1章 認知症を"識る"

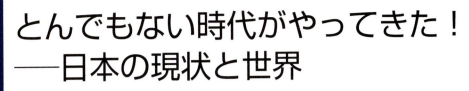
1 とんでもない時代がやってきた！
——日本の現状と世界

> **SYLLABUS**
>
> ▶認知症は今やcommon diseaseであり，2015年1月27日に第三次安倍内閣が決定した認知症施策推進総合戦略「新オレンジプラン」では，医師に限らず，すべての医療者が認知症に対応できることを謳っています．国家が国策として，医師であれば専門が何科であろうと関係なく，あまねく認知症患者に対して何らかの対応（医療サービスの提供）ができることを希求しているわけです．超高齢社会，日本．わが国の状況を理解し，知識を深め，対応する術を識ることが医療者にとって喫緊の課題と言えるでしょう．

1 高齢者の定義と用語

- まず，疫学・統計学的知識をブラッシュアップしましょう．2017年1月5日，日本老年学会が高齢者の定義に関し，現行の65歳以上から75歳以上への引き上げを提言しました．

- 次に，年齢区分の定義に関して再確認しましょう．ちなみに，高齢者を65歳以上と定義づけたことに医学的な根拠はなく，1956年の国際連合の報告書で用いられて以来，慣習として使用されるようになった行政・社会学的な定義です．

> **世界保健機関（WHO）による定義**
> 15～64歳：現役世代
> 65～74歳：前期高齢者
> 75～84歳：後期高齢者
> 85歳～：末期高齢者

- そして，しばしば誤用されている言葉の再確認です．日本は高齢化社会ではなく，超高齢社会です．総人口に占める高齢者（65歳以上）の割合を高齢化率と言い，高齢化率の程度によってWHOは社会を高齢化社会，高齢社会，超高齢社会の3段階に区分しています．

> 高齢化率＞7％＝高齢化社会
> 高齢化率＞14％＝高齢社会
> 高齢化率＞21％＝超高齢社会

2　日本の高齢者の健康と認知症対策は待ったなし！

- よど号事件や三島由紀夫の決起で騒然とした1970年，早くも日本は高齢化社会を迎えています。バブル経済崩壊の1年後，1994年には高齢社会に突入し，第1回東京マラソンが開催された2007年以降今に至るまで，日本は超高齢社会を経験しています。
- 内閣府による平成28年版高齢社会白書[1]をもとに，もう少し超高齢社会日本をみてみましょう。同白書によれば，総人口1億2,711万人に対し高齢者は3,392万人（そのうち，75歳以上の後期高齢者は1,641万人）で，高齢化率は26.7%になるそうです。先進7か国の中でも，2位のイタリア（22.4%）や3位のドイツ（21.2%）と比べて断トツの超高齢社会と言うことができそうです。
- 現役世代2.3人で高齢者1人を支えているわが国ですが，特に問題となるのが，平均寿命と健康寿命の乖離です。2014年，平均寿命は男性80.50歳，女性86.83歳となり，2060年には女性の平均年齢が90歳を超えると推測されています。一方，2013年の統計によれば，健康寿命（病気で寝たきりや介護を受けたりしないでいられる寿命）は男性71.19歳，女性74.21歳であり，両者の間には約10年もの開きがあるわけです。この乖離した期間に生じてくるのが，フレイル，サルコペニア，認知症等々，高齢者を巡る医療・介護の深刻な問題です。2013年には認知症患者数が462万人と報告され（厚生労働省，朝田研究班），65歳以上の7人に1人は何らかの認知症に罹患していることがわかりました。この数は2025年には700万人に達し，5人に1人が認知症に罹患するという推測がなされています。高齢者の健康と認知症対策は待ったなし。それが日本の現状と課題なのです。
- Prestowitzは書籍『Japan Restored』の中で，「2050年の日本は医療（医学，医薬品，医療器具）の発展で世界の頂点を極め，アルツハイマー病を含む認知症は劇的に減少，健康な高齢者が大幅に増える（健康寿命の延伸）」と，バラ色に再興した日本を描いています。一読した限り夢物語としか思えない彼の著作ですが，実は画餅とも言い切れないのではないかと思います。その理由のひとつが，Syllabusで触れた認知症施策推進総合戦略「新オレンジプラン」です。
- 英国の認知症国家戦略（Living well with dementia：A National Dementia Strategy）では，認知症に対する「意識と理解の向上」こそ問題解決の要諦であり，国民および非専門家への啓発活動の重要性を強調しています。新オレンジプランでも同様，7つの柱のひとつに「意識と理解の向上」が謳われており，具体的目標として「歯科医師および薬剤師の認知症対応力向上」が挙げられています。これは画期的な提言と言えるのではないでしょうか。
- 職分・職能・職域を問わず，あまねく医療者が認知症を識り，理解の深化を基にチームとして予防，治療，介護の向上を図る。こうして，とんでもない時代を乗り越え，Japan restoredにつなげようというわけです。

AUTHOR'S EYE

1. 日本は高齢化社会どころか，既に世界一の超高齢社会。
2. 認知症患者は既に462万人。2025年までは増加の一途をたどる。
3. 新オレンジプランの実践が必須であり，本書も7つの柱のひとつ。

文 献

1) 内閣府：平成28年版高齢社会白書．(2018年2月閲覧)
   http://www8.cao.go.jp/kourei/whitepaper/w-2016/zenbun/28pdf_index.html

（眞鍋雄太）

1章 認知症を"識る"

認知症とは？

> **SYLLABUS**
>
> ▶「認知症は"高齢者"の"物忘れ"を症状とする疾患」「その多くはアルツハイマー型認知症」，こうしたstereotypyなイメージにとらわれていると，手痛いしっぺ返しを食らうことになります。"認知症"という用語を，定義から再確認しましょう。

1　認知機能とは

- 認知機能とは，自分の置かれた環境を認識し，その環境下で求められる課題を理解および検討，推測し，正しく解決策を実行する大脳の機能のことを言います。これは出生以降，成長に伴い順次獲得してゆく後天性の機能でもあります。

> **大脳の機能**
> - 記憶：記銘，保持，想起〔再生（ノーヒントで思い出す），再認（ヒントで思い出す）〕。
> - 注意：意識野には限界があり，すべての課題を同時に解決していくことは不可能。優先度の高い課題に意識を集中させて，必要なだけ意識の集中を持続させる，状況の変化に応じて意識の集中を他の対象に移動させる，移動先の対象に改めて集中する，こうした一連の過程。
> - 言語：入力情報を理解して，記憶されている内容から相応しいものを選択し，課題に応じた内容を意識野にアップする機能。
>
> ①対象を解決するために獲得した一連の動作を行う機能（作動記憶）
> ②感覚器から入力された情報を認識して，自分の周囲の状況を把握する機能
> ③ものごとを計画し，順序立てて実行する遂行機能
> ④時間・場所・人物などから自分の置かれた状況を判断する見当識

2　"認知症"は単独の疾患名ではない

- 認知症とは，何らかの疾患が原因で進行性の認知機能障害を生じ，そのせいで社会生活に支障をきたした病態の総称のことです。
- 老化に伴い神経細胞は減少するので認知機能は低下しますが，老化現象は病的過程ではないので，この場合は認知機能障害ではなく，認知機能低下となります。
- 認知症を数字で概念化すると，下記①～③のレベルにまで障害された病態と表すことができます。

① Mini Mental State Examination (MMSE) で23点以下
② 改訂長谷川式簡易知能評価スケール (HDS-R) で20点以下
③ 臨床認知症評価尺度 (CDR) で1点以上

- したがって，認知機能のいずれかの機能が単独，あるいは複数障害されてこの状態になれば認知症というわけで，物忘れのない認知症もありうるのです。認知症＝物忘れ（記憶障害）では，決してありません。
- "認知症"という単独の疾患名は存在しません。上述から明らかなように，病態を示す用語だからです。それぞれ原因となる疾患は異なります。
- アルツハイマー病が原因となり認知症を伴った病態を，アルツハイマー型認知症と呼び，脳血管障害が原因となった認知症を血管性認知症と呼びます。
- 病名欄に"認知症"と記載することは，好ましくありません。原因疾患が不明な場合，「何らかの疾患に伴う認知症」とすべきです。

3 認知機能障害をきたす他の病態との鑑別

- 認知機能障害をきたす病態は，認知症だけではありません。意識障害や精神疾患でも認知機能は障害されるので，鑑別を常に意識しておくことが大切です（図1，表1）[1]。
- 意識障害は重篤な疾患が原因となっている場合があるので注意が必要です。これに関しては，問診でかなり嗅ぎ分けることができます。

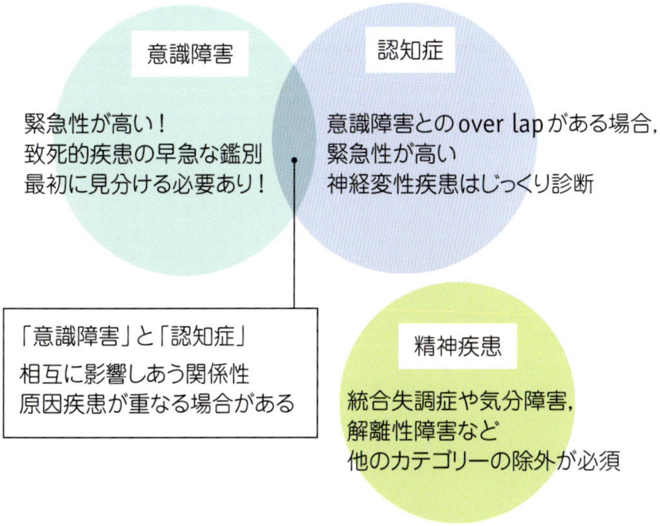

意識障害
緊急性が高い！
致死的疾患の早急な鑑別
最初に見分ける必要あり！

認知症
意識障害とのover lapがある場合，
緊急性が高い
神経変性疾患はじっくり診断

「意識障害」と「認知症」
相互に影響しあう関係性
原因疾患が重なる場合がある

精神疾患
統合失調症や気分障害，
解離性障害など
他のカテゴリーの除外が必須

図1 意識障害，認知症，精神疾患の相関　　（文献1より引用）

表1 意識障害に伴う認知機能障害および認知症性疾患の鑑別──発症形態，症状経過，精神運動興奮，認知機能の違い

	意識障害に伴う認知機能障害	認知症性疾患
発症形態	急に出現 onset時期は比較的具体的	徐々に出現 onset時期は漠然としている
症状経過	原因疾患に応じて急激に悪化 原因疾患の改善に応じて終息 動揺性に経過	緩徐に進行
精神運動興奮	非常にしばしば伴う 行動は非目的志向性 解体した行動	認知症周辺症状としての易怒性 認知症周辺症状としての興奮 異常だが了解可能な行動
認知機能	全般性の認知機能障害 全見当識障害 注意力低下と注意の転導困難	疾患により異なる 病期により障害される見当識は異なる 注意の転導は一応可能

（文献1より改変）

- **意識障害に伴う認知機能障害**は原因となる疾患に続発して生じるので，症状は「急に」現れ，加速度的に進行することが多く，患者の家族は症状の発現時期をかなり明確に説明できます。
- **認知症性疾患**は大脳の神経細胞が長期にわたり変性し脱落することで症状を生じるようになるため，onset時期は明確でなく，「徐々に」症状の進行を認めることから，「数年前から何となく」といった漠然とした説明になります。

> **AUTHOR'S EYE**
> 1. 認知症とは，病的な機序で認知機能障害を生じ，社会生活に支障をきたした病態の総称。
> 2. 認知症は，MMSE 23点以下，HDS-R 20点以下，CDR 1点以上の状態。
> 3. 意識障害や精神疾患との鑑別が大切。

文献
1) 眞鍋雄太：月刊レジデント．2014；7(2)：84-90．

（眞鍋雄太）

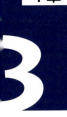

1章 認知症を"識る"

認知症の中核症状

> **SYLLABUS**
> ▶中核症状は認知症のすべてにみられる基本症状で，認知機能障害のことを指します。記憶障害は重要な中核症状のひとつですが，早期には記憶障害が目立たない認知症もあります。記憶障害がないからと言って，認知症が否定できないことに注意しましょう。

1 代表的な中核症状

記憶障害

- 認知症でみられる記憶障害は，悪性の物忘れとも言われ，体験そのものをすっかり忘れる，最近の出来事ほど忘れやすい，物忘れに対する病識は失われる，進行が速い，などの特徴があり，典型的にはアルツハイマー病（AD）でみられます。
- ADが進行すると数分前のことすらすっかり忘れるようになり，幾度も同じことを聞き返したり，食事をしたことも忘れてしまいます。習熟した技能や知識，高度に学習した記憶については比較的保持されますが，これらの記憶も進行すると失われます。しだいに物忘れに対する自覚（病識）も失われます。
- ADと違ってレビー小体型認知症（DLB）や前頭側頭型認知症（FTD）では，早期には記憶障害が目立たないことがあります。

見当識障害

- 認知症では，現在の日時や季節などが把握できなくなります。ADでは日時を尋ねると，「新聞を見てこなかった」などと取り繕うことがあります。場所に対する見当識が障害されると，はじめは慣れない場所で迷子になるといったことで気づかれますが，しだいに慣れた場所でも迷うようになります。また，自宅にいるにもかかわらず「家に帰ります」などと言うことがあります。人物に対する見当識は，時間や場所に比して保たれることが多いですが，それもしだいに障害され，自己の年齢や生年月日，家族の名前や家族関係なども不確かになります。

遂行機能障害

- 遂行機能は，目標の設定，計画の立案，計画の実行，効果的な行動からなりますが，これらの行動が障害されることを遂行機能障害と言い，多くの認知症の早期からしばしばみられ，日常生活を困難にします。

- 遂行機能障害により，1日の計画や先を見越した計画を立てることが困難になります。また，問題解決のための行動や，その行動の評価・修正もできなくなります。家事場面では，手際の悪さが目立つようになり，もともと得意だった料理が苦手になるなどの変化がみられます。仕事場面では，仕事の段取りが悪くなり，能率が低下し，間違いが多くなります。また，趣味の旅行や催しの計画を立てることが困難になります。

注意障害

- 周囲からの刺激に対して注意を向けたり，集中したりすることが困難な状態を注意障害と言います。注意障害があると，ぼーっとして話しかけても注意を向けなかったり，気が散りやすかったり，不注意なミスが多くなります。また，1度に2つ以上のことを行うのもしばしば困難になります。DLBの早期には，記憶障害よりも注意障害が目立つことが多くみられます。

言語の障害（失語）

- 認知症では，よく知っている人の名前や物の名前を思い出せない語健忘が増えます。また，自発言語の減少や言語理解の低下もみられます。言語理解の低下としては，質問と無関係の返答をしたり，適当にその場を繕って質問をかわすなどの態度がみられます。
- 進行すると，読解力や書字能力の低下もみられます。FTDの中の意味性認知症では，語義失語という失語が早期からみられます。認知症が末期まで進行すると，自発言語がなくなり全失語に至ります。

失行

- 手足に麻痺はないのに動作が上手く行えない状態です。着衣失行があると，ボタンをはめられなかったり，服を上手く着られなくなります。観念失行では洗濯機や掃除機，あるいはテレビのリモコンといった道具の使用や操作が困難となります。自発的には可能な行為が，命じられるとできなくなる状態を観念運動失行と言います。また，図形の模写が上手くできないことで，構成能力の障害（構成失行）が明らかになります。

失認

- 失認としては，視覚失認がしばしば認められます。視力は保たれているのに視覚情報を正しく認識できなくなります。視空間認知障害が存在すると，距離感や方向感覚が障害されます。このため車をこすったり，家への帰り方がわからなくなり徘徊に至ったりします。
- DLBは早期から視空間認知障害が目立つことがあります。また，相貌失認が出現すると，肉親の顔がわからなくなったり，鏡に映った自分の顔がわからなくなります。聴力

が保たれているのに聴覚情報を正しく認識できなくなることを聴覚失認と言います。

判断の障害

- 認知症が進行するにつれて，行動の是非や状況に応じた適切な判断を下すことが困難となり，日常生活において不適切な行動が目立つようになります。料理で言えば，調味料を山ほど入れる，野菜を細かく切らずにそのまま鍋に入れるなどといったことがみられます。また，夏なのにセーターを重ね着する，汚れた下着をタンスにしまう，まだ乾かない洗濯物を取り込んでタンスにしまうなどの行動がみられることもあります。
- 診察の場面では，「隣の家が火事になっているのを見つけたら，あなたはどうしますか？」といった質問や，「封がしてあって宛名が書いてあり，切手も貼ってある手紙が道に落ちていたらどうしますか？」などの質問によって判断の障害を類推することができます。

2　認知症によって中核症状の現れ方が異なる

- ADは新しい記憶から障害され（近時記憶障害），しだいに進行して広範な認知機能障害に及びます。DLBは早期には記憶障害が目立たないことが多い一方で，注意障害，遂行機能障害，視空間認知障害などが目立つことがあります。また，経過中に認知機能が良くなったり悪くなったりする認知機能の変動がしばしばみられます。FTDも早期には記憶障害は目立たず，判断の障害や遂行機能障害がしばしば目立ちます。意味性認知症では語義失語が特徴的です。血管性認知症は比較的急速に認知機能障害が出現し，その後，段階的に悪化する経過をたどることが少なくありません。

AUTHOR'S EYE

1. 中核症状は認知機能障害のことを指す。
2. 中核症状には，記憶障害，見当識障害，遂行機能障害，注意障害，失語，失行，失認などがある。
3. 早期には記憶障害が目立たない認知症もある。認知症の診断には，記憶障害以外の認知機能障害にも注意し，日常生活上の支障の有無をとらえることが必要である。

（水上勝義）

1章 認知症を"識る"

認知症に伴う行動異常と精神症状

> **SYLLABUS**
>
> ▶かつては周辺症状と呼ばれていましたが，現在はBPSDと呼ぶことが一般的です。BPSDには多くの症状が含まれますが，精神（心理）症状と行動症状に大別されます。BPSDへの対応として，非薬物的対応と薬物療法がありますが，まずは非薬物的対応を優先します。ここでは，BPSDの代表的な症状について理解します。

1 代表的な精神症状

幻覚

- 実際にはない物や，いない人が見えることを幻視と言います。レビー小体型認知症（DLB）においてはしばしば幻視がみられ，診断基準の中核的特徴にも挙げられています。せん妄の経過中にも幻視がしばしばみられますが，DLBでは意識清明時に幻視をみるため記憶にとどまっていることが多く，診察場面でも幻視の内容を語ることができます。「トイレを使おうと思ったら知らない人がたくさん入っていて使えなかった」など，幻視に支配された言動を認めます。「妻の布団に知らない男が入り込んでいた」などの幻視では，しばしば嫉妬妄想に発展します。
- 壁のシミやハンガーに掛けた服などが人の姿などに見えることを錯視と言います。現在，アリセプト®はDLBの認知症治療薬として保険適用がありますが，幻視に有効なことがあります。また，抑肝散の効果も報告されています。
- 認知症では時に幻聴も認めます。本人が幻聴を訴える場合もありますが，誰もいないのにあたかも誰かと会話をしているような独語によって幻聴の存在に気づかれることがあります。

妄想

- アルツハイマー病（AD）では初期から，記憶障害や被害的な感情を背景に物盗られ妄想や被害妄想がみられることがあります。また，配偶者に対する嫉妬妄想がみられることもありますが，DLBではしばしば幻視から二次的に発展します。妄想の対象になっている家族や介護者に対しては，暴言や暴力などがみられることがあります。
- ケアの工夫で改善する場合もありますが，それでも効果がみられない場合や緊急性を要

する場合は，抑肝散などの漢方薬や少量の抗精神病薬を用いた薬物療法が検討されます。
- 家族がそっくりの他人にすり替わったと訴える替え玉妄想（Capgras症候群）や，自分の家の中に他人が上がり込んで生活しているといった「幻の同居人」（phantom boarder）などは誤認妄想と呼ばれ，DLBでしばしばみられます。

易怒性・興奮

- 些細なことや思い通りにならないことで怒りが収まらなくなり，興奮状態を呈することがあります。環境調整やケアの工夫で緩和されることがありますが，それだけで効果が得られない場合には薬物療法が検討されます。中等症以降のAD治療薬であるメマンチンは，これらの症状に効果がみられる場合がありますので，対症治療薬を検討する前にメマンチンの効果を確認することは有用です。メマンチンが適用外の例や効果がみられない場合，対症治療薬として抑肝散などの漢方薬や少量の抗精神病薬が検討されます。

うつ・不安状態

- 認知症ではうつ状態もしばしばみられます。経過中，ADではおよそ3割，DLBではおよそ6割にみられ，大うつ病エピソードを満たす程度のうつ状態も稀ではありません。認知症にうつが加わると日常生活上の支障が大きくなるため，うつを見逃さないことが大切です。
- ただし，認知症のうつに対して，抗うつ薬の効果があるというエビデンスはみられません。ケアを工夫するなどの非薬物的対応がしばしば有効ですので，まずは非薬物的対応を行い，それでも改善しない重症のうつ状態に対して，副作用に注意しながら抗コリン作用の少ない抗うつ薬を少量から試みることになります。
- 不安状態はうつ状態と同時にみられることもあれば，不安状態だけがみられることもあります。息苦しさなどの身体症状を落ち着かなく訴えることもあれば，部屋に1人でいられず家族の姿を探して回る，先の予定を聞いてから落ち着かず出かける時間を何度も質問するなどの行動に表れることもあります。このような場合でも，ベンゾジアゼピン系抗不安薬の投与には，認知機能のさらなる悪化や転倒リスクがあるため，特に慎重さが求められます。

睡眠覚醒障害

- 認知症では，しばしば睡眠・覚醒リズムが障害されます。夜間不眠時，徘徊したり家捜しをしたりなどの行動を伴うことがあり，本人はもちろんのこと，介護家族の心身の疲労も大きくなります。日中の活動性を高め，午睡の時間を制限するなどの睡眠衛生指導が求められます。認知症における不眠に対する睡眠薬のエビデンスもありません。ベンゾジアゼピン系睡眠薬は，抗不安薬と同じ理由から投与には慎重さが求められます。
- DLBでは，夢を見ている最中に大声をあげ，手足を激しく動かすレム睡眠行動障害

(REM sleep behavior disorder；RBD)がみられ，時にはDLBの症状が現れる何年も前からみられることがあります。RBDにはクロナゼパムが用いられますが，DLBでは認知機能低下，ふらつき，転倒などの副作用が現れやすいため，0.25mgなどごく少量から開始するといった注意が必要です。抑肝散の夕食前や就眠前投与が有効との報告もあります。

2　代表的な行動症状

攻撃的言動

- 暴言や暴力などの攻撃的言動は，幻覚，妄想，興奮に伴い出現します。また，服薬，入浴，着脱衣，おむつ交換などの介護時，あるいは徘徊を制止するなど本人の意にそぐわないことを行った場合にみられることがあります。認知機能の低下により，入浴や排泄などの状況が理解できないまま服を脱がされることへの恐怖や怒りの表れが攻撃的言動を誘発すると解釈できます。
- 非薬物的対応で奏効しない場合，攻撃的言動の対象となった家族の心労は著しく，薬物療法が必要となることが少なくありません。

徘徊

- 認知症の進行とともに頻度は増えます。視空間認知障害や前頭葉機能障害による計画性の障害のため目的地に到達できない以外にも，介護者を探そうとして，懐かしい場所に行こうとして，多動で落ち着かなくて，精神的・身体的不快の表れとして，なども要因に挙げられます。
- 一般に，徘徊は繰り返されることが多く，交通事故や転倒，骨折などの危険が高まります。このため家族は本人から目が離せず，心労が非常に大きくなります。介護家族に対するケアが大切です。

3　その他の症状

- 認知症が高度になるにつれ，汚れた下着や排泄物をたんすや寝床の下に隠したり，トイレ以外のところに放尿・放便するなどの排泄に関連する行動がみられます。また，抑制欠如や判断の障害から性的逸脱行為に及ぶ場合があります。異食は高度のADでみられることがありますが，前頭側頭型認知症ではKlüver-Bucy症候群の部分症状としての口唇傾向からみられる場合があります。
- いずれにしてもBPSDは，本人はもとより介護家族の疲弊につながるため，介護者が在宅介護を断念する最も大きな要因のひとつです。介護家族に対するケアも重要です。

4 BPSDの診断

■ BPSDについて問診で詳細に聴取することが大切です。さらに，Neuropsychiatric inventory（NPI）やBehavioral Pathology in Alzheimer's Disease（BEHAVE-AD）などの評価スケールも有用です。

AUTHOR'S EYE

1. BPSDには様々な症状が含まれる。
2. BPSDに対しては，非薬物的対応と薬物療法が行われるが，非薬物的対応が優先される。
3. 介護家族の心労や疲弊にも配慮することが大切である。

（水上勝義）

1章 認知症を"識る"

認知症を診断するために必要な問診・診察手技・検査

> **SYLLABUS**
> ▶認知症性疾患を診断する上で，何をどう診るのか，何をどう聞き出すのか，そこからどう考え，どのように診断へ結びつけるのかを概説します。

1 問診

- 問診票を有効に活用し，ポイントとなる症状を見落とさないことが大切です。**図1，2** は，筆者が実際に使用している問診票です。裏面（**図2**）は，レビー小体型認知症（DLB）に関する項目立てとなっています。問診票をうまく利用することが，聞き漏らしなどを回避し，疾患への気づきにつながることは言うまでもありません。

- その他の工夫として，項目7〜11は成年後見鑑定書を作成する際に必要となりますし，項目14は紀伊半島南部の牟婁地方における風土病，筋萎縮性側索硬化症－パーキンソン認知症複合（Kii ALS/PDC）への気づきを促す内容となっています。

- アナムネを聴取する際に，特に重要なことを1つ。精神疾患による認知機能の低下や，意識障害による認知機能障害は，問診で鑑別できるということです。open questionの技法を用いた診療情報の取得こそ，正しい医療面接と我々は教えられてきました。ところが，こうした「正しい」医療面接は，えてして漫然とした問診に終始してしまい，必要な情報を入手し損なうことがあります。限られた診察時間内で有効な情報を取得するためには，あえてclosed questionを用いることが，認知症疾患領域でも必要となるわけです。

- ベンゾジアゼピン系薬剤を内服している，精神科通院歴がある，糖尿病患者である，最近転倒して頭部をぶつけたエピソードがある，こうしたイベントを患者・家族が自発的に提供してくれれば何の問題もありませんが，実際にはこちらから確認しなければなかなか得られるものではありません。これらの情報は，意識障害や精神疾患をproblem listの上位に挙げるかどうかを検討する上で，大変重要な情報となります。

- 最後に，意識障害を鑑別する上で大切な問診フレーズを紹介します。「"急に"ですか？それとも"徐々に"ですか？」

- これは意識障害と認知症性疾患を嗅ぎ分ける上で，特に重要なフレーズとなります。「急に」現れ加速度的に進行する認知機能障害であれば，意識障害。「徐々に」症状が発現し，緩徐進行性の経過を認めるのであれば，認知症性疾患を疑うという塩梅です。

```
                    物忘れ外来　問診票〈表〉
                                    受診日　　年　月　日
┌─────────┬──────────────────┬──────────────────────┐
│ フリガナ │                  │ 生年月日             │
├─────────┼──────────────┬───┼──────────────────────┤
│ お名前  │              │男・女│ 大・昭・平　年　月　日（　歳）│
└─────────┴──────────────┴───┴──────────────────────┘
```

以下のご質問にお答えください（□には 印，または＿＿に直接記入してください）
1. 受診理由
　　□診断目的　□セカンドオピニオン目的　□相談　□その他
　　（その他の方は，簡単に受診理由をお書きください＿＿＿＿＿＿＿＿＿＿）
2. どのような症状がありますか？　なるべく詳しく記載してください
　　いつ頃から
　　※介護保険　申請済み（要支援＿＿＿／要介護＿＿＿）・未申請
3. 今までにかかったことのある病気・現在治療中の病気を教えてください

4. 内服しているお薬があれば，お書きください　お薬手帳をお持ちの方は，ご提示ください

5. 飲酒しますか？　□する　□しない
6. タバコを吸いますか？　□吸う（＿＿＿本/日，＿＿＿歳〜＿＿＿歳）　□吸わない
7. 出身地＿＿＿＿＿＿＿＿　生育地＿＿＿＿＿＿＿＿
8. 最終学歴＿＿＿＿＿＿＿＿卒業
9. 職業＿＿＿＿＿＿＿＿
　　何歳から就労しましたか？＿＿＿歳　何歳で引退しましたか？＿＿＿歳
10. 結婚＿＿＿歳
11. 家族構成　＿＿＿兄弟（姉妹），＿＿＿番目/□独居　□家族と同居
12. 血縁の方の中に，下記病気にかかった方はいますか？
　　認知症性疾患（アルツハイマー病など）　　□ある　□ない　□不明
　　神経変性疾患（パーキンソン病など）　　　□ある　□ない　□不明
　　脳血管障害（脳梗塞や脳出血など）　　　　□ある　□ない　□不明
13. ご両親は血族結婚ですか？　□はい　□いいえ　□不明
14. ご両親の出身地はどこですか？　父親＿＿＿　母親＿＿＿
　　　　　　　　　　　　　　　　★裏面も必ずご記入ください

図1　もの忘れ外来問診票（表）

　　　　　　　　　　　物忘れ外来　問診票〈裏〉

15. 3日以上の便秘がありますか？
　　□ある（＿＿＿年（＿＿＿歳）ごろから）　□ない
　　「ある」と，お答えした方にお尋ねします。
　　定期的に下剤を服用していますか？　□服用している　□服用していない
16. 匂いがしない・わかりづらいと思うことがありますか？
　　（例：料理の香りや，草花の匂い，ごみの悪臭など）
　　□ある（＿＿＿年（＿＿＿歳）ごろから）　□ない
17. 睡眠中に夢と現実がわからなくなることがありますか？
　　□ある　（＿＿＿年（＿＿＿歳）ごろから）　□ない
18. 睡眠中に笑う・泣く・大声を出す・怒鳴ることがありますか？
　　□ある　□ない
19. 今までに3回以上，患者が睡眠中に夢の内容と同じ行動（殴る，腕を振り回す，叫ぶ）をする
　　ことがありましたか？
　　□ある（＿＿＿年（＿＿＿歳）ごろから）　□ない
20. 日中すぐに眠くなることがありますか？
　　□ある　□ない
21. いびき・無呼吸があると，周囲から指摘されたことがありますか？
　　□ある　□ない
　　　　　　　　　★お疲れ様でした。診察まで今しばらくお待ちください。

図2　もの忘れ外来問診票（裏）

2　一般的な身体診察

■限られた診察時間の中で，最低限診るべき所見を理由とともに**表1**に列挙します。

表1　認知症性疾患の診断のために最低限診るべき所見

口腔	視診：歯の状態を視診。重度の歯周病や歯牙欠損は，認知症と関連
頸部	視診・触診：甲状腺機能低下症による認知症のチェック 聴診：bruitの有無を確認。頸動脈狭窄の有無をチェック
胸部	聴診：不整脈，心雑音，湿性ラ音の有無を確認。心循環器系の障害から意識障害を重畳していないかをチェック
腹部	視診・聴診：腸蠕動音の確認。認知症患者では，便秘による腹部膨満で，拒食や易怒的になることがある。BPSDの要因の確認 触診：特に初診時で，肝臓疾患の有無をチェック
四肢	視診：手指変形の有無を確認。Kii ALS/PDCでは，swan neck様変形（槌指）を認めることがある 触診：下肢浮腫の有無を確認。抑肝散および抑肝散加陳皮半夏などを内服している患者では必須

3　神経学的診察

■腱反射の亢進の有無，病的反射の有無，小脳系の異常をチェックする指鼻試験とRomberg試験ないしMann試験，パーキンソニズムの有無とこれに先立つ筋トーヌスの亢進を診る手首固化徴候は必須のチェック項目と言えるでしょう。

腱反射

■先重のヘッドで手首のスナップをきかせて叩打するのがポイントです。患者の筋緊張を和らげることで腱反射は得られやすくなるので，患者の椅子の高さを調節し，足底が浮く位置で診察する，あるいは診察台に仰臥してもらいましょう。アキレス腱反射などが出難い場合，Jendrassik法などで反射の増強を試みます。

パーキンソニズム

■パーキンソニズムは一度みれば理解できます。米国スタンフォード大学の神経学的所見の取り方の講習がYouTubeで視聴できます。

手首固化徴候

- 一方の手関節を他動的に動かしながら，対側でグー・チョキ・パーや，回内運動などの自動運動負荷をかけます。パーキンソン病では固縮を認めます（**図3**）。

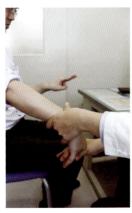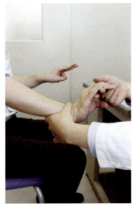

図3 パーキンソン病による手首固化徴候

4 検査

- 神経心理学検査：詳細に関しては，第1章6および7を参照。
- 血液検査：ビタミンB_1およびB_{12}，亜鉛，TSH，free T3/free T4は，鑑別を行う上で必須の検査項目。
- 脳MRI検査：詳細に関しては，第1章8を参照。
- 脳SPECTおよびPET：詳細に関しては，第1章9を参照。
- MIBG心筋シンチグラフィー：DLBの診断に有用。詳細に関しては，第2章3を参照。
- ドパミントランスポーターSPECT：DLBの診断に有用。詳細に関しては，第2章3を参照。
- 脳脊髄液検査：髄液中のアミロイドβ減少の有無，タウ蛋白増加の有無を確認します。詳細に関しては，第2章1を参照。

AUTHOR'S EYE

1. closed questionで，必要な情報を積極的に入手！
2. 認知症性疾患と意識障害，精神疾患は問診で鑑別可能。
3. 鑑別診断のために，採血は必ず行う！

（眞鍋雄太）

認知症を診断するための神経心理学検査——総論

SYLLABUS

▶認知症の診断には，診察室での本人の様子，本人や家族などからの日常生活の様子，脳画像検査の結果と併せて認知機能を評価するための神経心理学検査が重要です．ここでは，臨床現場で広く使用されている認知症のスクリーニング検査を紹介します．

1 ミニメンタルステート検査（MMSE）

- ミニメンタルステート検査（Mini Mental State Examination；MMSE）[1]は世界的に最も広く使用されている認知症スクリーニング検査のひとつです．実施時間は5〜10分程度であり，30点満点で合計得点が23点以下だと認知症が疑われます．MMSEの各項目について解説します．

見当識
- 見当識とは，時間，場所，人（家族，自分，一緒にいる人など）に対する認識のことです．
- MMSEでは，年，月，日，曜日といった時間の見当識と，都道府県，市（区），病院（施設）名，階，地方といった場所の見当識を尋ねます．
- 年は，西暦でも和暦でもどちらでも正解とします．病院（施設）名は，正式な名称でなくても，通称で正答とすることが多いです．
- 見当識の維持には記憶が重要ですので，記憶が障害されると見当識も障害されやすくなります．

3単語記銘課題
- 口頭で提示した3単語を復唱させます．記憶ではなく注意課題に分類されます．
- 1回で正解できなかった場合は，3単語すべて正答できるまで繰り返しますが，得点は1回目に復唱できた単語の数を加点します．

注意と計算課題
- この項目には，Serial 7という課題が最もよく使用されます．Serial 7では，100から7ずつ引き算をさせ，5回まで行ったところで中止します．
- この課題は計算能力ではなく，検査を受ける人が「100引く7は93, 93引く7は…」と

いう具合に解答を覚えながら計算を進めていけるかどうかという注意や作動記憶（ワーキングメモリ）を評価しますので，検査者が「93引く7は？」と促してはいけませんし，検査を受ける人が途中で「何から7を引くんでしたっけ？」と言っても，答えを教えてはいけません。
- 最初の解答から連続して正解できたところまで採点します。

遅延再生課題
- 「先ほど覚えた単語を思い出して下さい」と教示します。ヒントは出さずに自発的に答えられた場合にのみ得点を与えます。

物品呼称，文章復唱，3段階命令，読字理解，書字作文
- これらは言語機能評価のための課題です。文章復唱と3段階命令は，1回しか教えることができませんので注意しましょう。
- これらの課題に加えて，検査を受ける人の会話が流暢であるか，音の歪みはないかといった発話面からも言語機能を評価します。

図形模写
- 一般的には2つの重なる5角形を使用しますが，立方体透視図を模写させる方法もあります。

- MMSEの実施方法は複数あり，教示方法，記銘させる3単語，3単語記銘から遅延再生までの時間などは，統一されていません。そのため，同じ施設内で実施方法を統一し，経時的に施行した際に信頼性が損なわれないようにすることが大切です。

2 改訂長谷川式簡易知能評価スケール（HDS-R）

- 改訂長谷川式簡易知能評価スケール（Hasegawa's Dementia Scale for Revised；HDS-R）[2]はMMSEと並んでわが国で最も広く使用されている認知症スクリーニング検査のひとつです。実施時間は5〜10分程度であり，30点満点で合計得点が20点以下だと認知症が疑われます。
- HDS-Rの実施方法は加藤ら[2]の論文に詳細に記載されていますので，ここではそれを参考に各項目について解説します。

年齢
- 満年齢が正確に言えれば1点与えます。数え歳で答える人もいますので，2年までの誤差は正答とします。

見当識

- 時間の見当識として年，月，日，曜日を尋ねます。年は，西暦でも和暦でもどちらでも正解とします。この設問はどのような順番で聞いてもよいとされています。
- 場所の見当識では，今いる場所を聞きます。現在いる場所がどういう場所なのか（病院，介護施設など）を答えることができれば正解ですので，具体的な病院名や施設名，住所は答えなくてよいです。
- 質問してから約5秒おいても自発的に答えられなかった場合には正解を含む3つの選択肢を提示して正解できれば1点与えます。たとえば「ここは病院ですか？ 家ですか？ 学校ですか？」と聞きます。

3単語記銘課題

- 「これから言う3つの言葉を言ってみて下さい。あとでまた聞きますのでよく覚えておいて下さい」と教示します。正しく復唱できた単語に対して各1点与えます。1回で全部正解できなかった場合は，3単語すべて正答できるまで最高3回繰り返しますが，得点は1回目に復唱できた単語の数です。
- もし3回繰り返しても覚えられない場合はそこで打ち切り，後に実施する遅延再生では覚えられなかった言葉を除外します。

計算

- 「100引く7はいくつですか？」「そこからまた7を引くといくつになるでしょう」と聞きます。MMSEと同様に，これは93という答えを覚えておきながら次の計算ができるかどうかという作動記憶を評価する項目ですので，検査者が「93から7を引くと？」と引き算の答えを繰り返してはいけません。
- 最初の引き算に失敗したら，そこで打ち切ります。

数字の逆唱

- 「私がこれから言う数字を逆から言って下さい」と教示します。数字は1秒ほどの間隔をおいて言います。3桁と4桁があり各1点を与えますが，3桁の逆唱に失敗したら，4桁の逆唱は実施せず，次の課題に進みます。
- やり方がわからない様子ならば，「たとえば，123を反対から言うと？」というように練習問題を入れましょう。

遅延再生課題

- 「先ほど覚えてもらった言葉をもう一度言ってみて下さい」と教示します。自発的に答えられた単語に対して2点を与え，答えられない単語に対してはヒントを与えて正解できれば1点を与えます。

- ヒントを与えるときは「植物がありましたね」というように1つずつ提示し、「動物と乗り物がありましたね」というように一度に2つ以上のヒントを与えてはいけません。

5つの物品記銘
- 「これから5つの品物を見せます。それを隠しますので何があったか言って下さい」と教示し、5つの物品を1つずつ名前を言いながら見せます。次にそれらを隠して「思い出す順番はどうでもよいですが、今ここに何がありましたか」と聞きます。
- 物品に指定はありませんが、相互に無関係なものを用意することが重要です。「鉛筆」「消しゴム」のように関連性のある物品は避けましょう。また、携帯電話やUSBフラッシュメモリなど、検査を受ける人にとってなじみのないものも避けましょう。

語の流暢性
- 「知っている野菜の名前をできるだけたくさん言ってみて下さい」と教示します。途中で10秒間待っても野菜の名前が出てこない場合にはそこで打ち切ります。
- 同じ野菜の名前が出てきても指摘せず、出てきた答えをすべて記録用紙に記載し、重複したものをあとで減点していきます。
- 5個以下は0点、6個は1点、7個は2点、8個は3点、9個は4点、10個は5点として採点します。

3　MMSEとHDS-R

- MMSEとHDS-Rには、類似した課題が多く含まれていますが、相違点もあります。MMSEと比べると、HDS-Rには書字作文や図形模写がないため、麻痺など身体機能に制限のある人にも実施しやすく、数字の逆唱や語の流暢性といった前頭葉機能を評価する課題が複数含まれているという利点があります。
- MMSEもHDS-Rも、高い精度で健常高齢者と認知症の人を鑑別することができますが、特にHDS-Rの鑑別力は教育年数や疾患の重症度にかかわらずMMSEよりも高いと報告されています[3]。一方、HDS-Rと比べるとMMSEは複数の言語機能と視覚構成能力の評価が含まれているという利点があり、世界的に使用されている検査ですので治験や研究には頻繁に使用されています。
- 臨床現場で実施する際には、HDS-Rを実施した後に、可能であればMMSEの書字作文と図形模写を追加で実施するなど、両検査を合わせた形で実施する方法もあります。

4 日本語版 Montreal Cognitive Assessment（MoCA-J）

- 近年，認知症の前段階である軽度認知障害（MCI）の鑑別が重要視されるようになってきました。しかし，MCIの人にMMSEやHDS-Rといったスクリーニング検査を実施すると健常範囲内の得点におさまってしまうことがしばしばあります。MoCA-J[4]はそのような人たちをスクリーニングすることを目的としています。

- 視空間・遂行機能，命名，記憶，注意力，復唱，語想起，抽象概念，遅延再生，見当識から構成されています。実施時間は10分程度とされていて，30点満点で25点以下だとMCIが疑われます。

- MoCA-Jの教示マニュアルはインターネットからダウンロード可能です。そのマニュアルに従って実施していきますが，ここではいくつかの課題について追加で解説をします。

- 最初の"Trail Making Test"（トレイルメイキングテスト）は，用紙に書かれた「①～⑤」の数字と「あ～お」の平仮名を交互に線でつないでいく課題です。「数字からひらがなへ順番通りに線で結んで下さい。ここから始めて（"①"を指す），"①"から"あ"へ，そして"②"へと線を描いていって，ここで終わって下さい（"お"を指す）」と教示します。つまり，「①→あ→②→い→③→う→④→え→⑤→お」という順番に線で結ぶことができれば正解で，1点を与えます。

- 間違えたとしても，直後に自分で気づいて修正できた場合はエラーとはしませんが，それ以外のエラーがある場合には0点となります。これは，視覚的注意力や遂行機能を評価する課題です。

- "注意"に含まれる"ビジランス"と呼ばれる課題では，検査者が平仮名を読み上げ，「あ」と言ったときにだけ手を叩くように求めます。実施マニュアルには，「麻痺などで両手を使うことが困難な場合には，片手で机などを叩くように求める」と書かれていますが，筆者が実施する際，手を叩くのが難しい人には鉛筆やボールペンを持たせ，それで机を叩くように教示しています。

- この課題は，注意力と併せて被影響性（外的刺激に影響されやすいかどうか）や抑制（自分の行動をコントロールできるかどうか）といった前頭葉機能を反映します。

- "計算"では，MMSEと同様に100から7を引く，そこからまた7を引くという計算を5回行わせます。検査者が「93から7を引くと？」と引き算の答えを言ってはいけません。採点は正答がなければ0点，正答が1つなら1点，正答が2つか3つなら2点，正答が4つか5つなら3点となります。

- 先述したMMSEの採点と異なる点は，前の答えから7を引いた数が正解ならば得点を与えるということです。たとえば「93, 90, 83, 78, 71」と答えたら，MoCAでは3つの正答（下線部）がありますので，得点として2点与えます。

5　神経心理学検査を実施する際の注意点

- 家族が同席して検査を実施する際，家族には静かに見守ってもらうようにして下さい。
- 家族がヒントを出したり答えを教えたりすると検査結果に影響してしまいます。また，検査を受ける人が家族に助けを求めることもありますし，家族の前で答えがわからないと恥ずかしいと思う人もいますので，できれば家族には席をはずしてもらうか，家族から話を聞いている間に別室で検査を行うなどの工夫ができるとよいでしょう。

AUTHOR'S EYE

1. MMSEでは23点以下，HDS-Rでは20点以下で認知症が疑われる。
2. MoCA-Jでは25点以下だとMCIが疑われる。

文献

1) Folstein MF, et al：J Psychiatr Res. 1975；12(3)：189-98.
2) 加藤伸司, 他：老年精医誌. 1991；2(11)：1339-47.
3) Kim KW, et al：Dement Geriatr Cogn Disord. 2005；19(5-6)：324-30.
4) 鈴木宏幸, 他：老年精医誌. 2010；21(2)：198-202.

（太田一実）

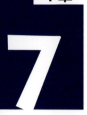

1章 認知症を"識る"

認知症を診断するための神経心理学検査
——外来で使える応用編

> **SYLLABUS**
> ▶認知症のスクリーニング検査は，合計得点だけでなく失点のパターンに注目することでより多くの情報を得ることができます．また，疾患によっては神経心理学検査の結果と併せて，検査中の被検者の言動や態度に特徴が現れることもあります．ここでは応用編として，スクリーニング検査の結果の見方，検査中に観察するポイント，そして外来で簡単に実施できる認知機能の評価方法を紹介します．

1 認知症のスクリーニング検査結果の見方

- MMSEとHDS-Rは，合計得点だけで評価するのではなく，どの項目でどのように間違えたのか，どの項目が正解しているのか，という質的な部分に注目することで，より多くの情報を得ることができます．
- MMSEとHDS-Rの各項目が，主にどのような認知機能を反映しているのかを**表1**に示しました．

表1 MMSEとHDS-Rの比較——各項目が主にどのような認知機能を反映しているか

MMSEの項目	HDS-Rの項目	評価している主な認知機能
見当識	見当識	見当識
3単語記銘	3単語記銘	注意
注意と計算	計算，数字の逆唱	注意，作動記憶
遅延再生	遅延再生，物品記銘	短期記憶
	語の流暢性	言語機能，前頭葉機能
物品呼称，文章復唱，3段階命令，読字理解，書字作文		言語機能
図形模写		視覚認知，構成

- 見当識と遅延再生で失点が認められると，まずはADが疑われます．さらに，それぞれの課題の間違え方で，比較的軽度なのか中等度〜重度なのか評価することができます．
- 見当識に関しては，たとえば日付や曜日を1日だけ間違えた場合は，軽度の低下あるいは「うっかりミス」の可能性があります．しかし，検査を実施したのが10月なのに「6月」，春なのに「秋」と回答する，「4月」と回答しておきながら季節を尋ねると「秋です」と答える，あるいは「今は何月ですか？」との問いに自分の年齢を答えたとすると，比較

的進行した見当識障害が疑われます。
- 3単語の遅延再生では，たとえば「桜」という正答に対して「バラ？　椿？」と類似した語を思い出す場合は不正解だとしても比較的軽度の記憶障害が疑われますが，「さっき私，単語なんて言いましたっけ？」と，3単語記銘課題自体を思い出せない場合には，記憶障害が比較的進行していると考えられます。
- MMSEの計算やHDS-Rの計算，数字の逆唱は，注意や作動記憶を評価する項目です。見当識や記憶は比較的保たれているのに，これらの項目が不良という場合には，前頭側頭型認知症（FTD），血管障害，抑うつ，特発性正常圧水頭症（iNPH），軽度のレビー小体型認知症（DLB）などが疑われます。
- MMSEには，言語機能評価として物品呼称，文章復唱，3段階命令，読字理解，書字作文の言語機能評価が含まれています。記憶障害や注意障害があるとこれらの項目で失点することがありますが，これらの項目が不良であることに加えて流暢に会話することが困難，音の歪みがあるなどの臨床的特徴が認められる場合には失語の可能性がありますので，発話をよく観察しましょう。
- MMSEの図形模写では，視覚認知を評価します。DLBでもAD（特に若年発症のAD）でも障害が現れやすいと言われています。ADでは視覚認知に加えて見当識と記憶も障害されますが，軽度のDLBでは図形模写が不良でも見当識や記憶は比較的保たれることが多いため，ADとDLBの鑑別のポイントであると言われます。しかし，進行してくるとDLBでも見当識や記憶に障害が現れますので注意が必要です。FTDでは視覚構成機能は保たれやすいです。

2　検査中の観察ポイント

- 疾患によっては，神経心理学検査の結果と併せて検査中の被検者の言動や態度に特徴が認められる場合があります。その1つは高齢者のうつ病です。高齢者のうつ病は認知機能に影響を与えることが少なくなく，時にADとの鑑別が困難なため，うつ病とADをきちんと鑑別することが重要です。高齢者のうつ病と認知症の相違点を**表2**[1]にまとめました。
- 自分自身の認知機能障害に関して，うつ病の人は時に過剰なほど訴えますが，ADでは無関心あるいはあまり自覚がないことが多くあります。しかし，軽度認知障害（MCI）や軽度のADの人は，自分の認知機能低下を自覚して不安や心配を訴えることもあります。
- 検査を受ける際，うつ病の人は一生懸命に考えることを放棄してすぐに「わかりません」「できません」と答える傾向にありますが，ADの場合には「できません」「わかりません」と言うよりもしばしば「取り繕い」がみられます。取り繕いでは，たとえば「今日は何月何日ですか」との質問に，「最近は，あまり新聞も読まなくなったから。目が悪くなって小さい字が読めないんですよ」などと答えます。

表2 高齢者のうつ病と認知症の相違点

	うつ病	認知症
認知機能障害の自覚・深刻さ	ある	少ない
認知機能障害への姿勢（構え）	誇張的	無関心
質問に対する態度	努力放棄（「わからない」）	取り繕い
認知機能障害	●障害されない ●不注意，作動記憶の低下，思考緩慢	●見当識障害 ●遅延再生の障害 ●構成障害 ●進行性の失語，失行，失認等

（文献1より改変）

- 実際に検査を実施すると，うつ病の人では得点が全体的に良好，あるいは記憶は比較的保たれているのに注意や作動記憶が低下することが多いです。一方ADでは，通常は見当識や記憶に障害が認められます。
- FTDも検査中の言動や態度に特徴が出やすい疾患のひとつで，神経心理学検査だけでは疾患特異的な特徴がとらえにくいと言われています。FTDの特徴として実行機能障害が挙げられていますが，実行機能障害には様々な要因が影響するため，この機能が不良だからといってFTDが疑われると言うことはできません。そのため，FTDの鑑別には神経心理学検査よりも行動観察による評価のほうが鋭敏であると言われます[2]。
- FTDの診断基準には，早期からの性格変化，社会的行動の障害，脱抑制，保続的あるいは常同的な行動などが挙げられていますので，検査中にはよく観察し，被検者の態度や回答がこのような特徴を反映しているか否かに注目することが大切です。
- たとえば，質問をしても熟考せずに即座に答える，真面目に考えない，答えがわからなくても取り繕いや言い訳がない，突然立ち上がって部屋から去ろうとする，落ち着かない，検査とは関係のない話を始めるといったことがないか，観察して下さい。

3 診察室での簡便な認知機能評価法

- 見当識や記憶の評価として，MMSEやHDS-Rの質問項目に加えて，時事問題も有用です。たとえば「今の総理大臣は誰ですか？」「東京都知事は誰ですか？」「最近，このようなことがニュースになっていますがご存知ですか？」と聞いて詳細を話してもらう，といったことです。
- 先述したように，ADの人では解答がわからなかった場合，取り繕いが認められることがしばしばあります。たとえば，「今の総理大臣は誰ですか？」との質問に，「最近は忙しくて，テレビも観なくなっちゃったから」と答えます。同じ人に「普段は何をして過ごすことが多いですか？」と質問すると「家でテレビばかり観ています」と返ってくることがありますが，矛盾は指摘せずに「そうですか」と受け入れる態度が大切です。
- また，患者が以前体験した出来事を覚えているか否かを確認することで患者の記憶を評

価することもできます。たとえば「先日受けた検査はどのような検査でしたか？」と質問します。それに対して、「検査を受けに病院に来たことは覚えているけれど、どのような検査を受けたのかは覚えていない」と答えたならば、記憶障害があっても比較的軽度である可能性がありますが、「検査のために来院したこと自体を覚えていない」という場合には記憶障害が進行していると考えられます。

Author's Eye

1. スクリーニング検査は合計得点だけでなく、どのように回答したかという質的な評価や検査中の態度の観察も重要。
2. 時事問題は見当識や記憶の評価に有用。

文献

1) 馬場 元：Depress Strategy. 2015;5(1):4-6.
2) 品川俊一郎：老年精医誌. 2016;27(7):753-7.

（太田一実）

1章 認知症の治療を症状別に"識る"

認知症を診断するためのMRI

> **SYLLABUS**
> ▶認知症の診断において画像診断はその診断精度を高める上で重要なツールとなります。しかし，その使い方を誤ると誤診につながるため正確な知識が必要です。ここではMRIについて説明します。

1 認知症診療におけるMRIの位置づけ

- 認知症の診断をする際，画像を撮れば診断できると考えてしまう人も多いと思います。身体疾患では，たとえば心筋梗塞の場合，心臓カテーテル検査で冠動脈の閉塞所見が認められれば，また肝細胞癌では造影CT検査で動脈相における造影効果と門脈相での低吸収値が認められれば，ほぼ診断が確定できます。それに対して，認知症の診断では脳萎縮が認められたからといって診断を確定することはできません。
- 本来，認知症の確定診断は神経病理学的所見に基づいてなされますが，脳は生検を行うことができないため，まずは診断基準に記載されているような症候学的な特徴を確認することが絶対的に必要な条件となります。
- 一方，MRIは神経病理学的に変化（変性）した部位を脳萎縮という間接的な所見としてとらえています。すなわち，認知症診療におけるMRIは神経病理学的変化を間接的に知ることにより診断精度を向上させるためのツールなのです。本項ではMRIの原理や各撮像条件による見え方については頁数の関係で省略して述べます。

2 認知症診療におけるMRI所見のポイント

- 診療場面においては，問診と診察，心理検査による認知機能のチェックを行った後にMRIを撮像することが一般的です。画像所見は以下の流れでチェックします。

認知機能低下の原因となりうる脳病変の有無

- 以下に示すような認知機能低下をきたす可能性のある脳病変が確認された場合，速やかに神経内科医や脳外科医などの専門医へ診察の依頼をして下さい。

- 急性期脳梗塞/新鮮な脳出血
- 慢性硬膜下血腫
- 正常圧水頭症
- 脳腫瘍
- クロイツフェルト・ヤコブ病

■ また，MRI上で認められる血管病変についての解釈も重要です。画像上，大脳皮質に広範囲の脳梗塞が認められた場合，安易に血管性認知症と診断せず，その病変の発症時期と認知機能低下の経過に関連があるか否かを確認する必要があります。血管病変が出現する以前から認知機能低下があった場合や明らかな脳卒中イベントがなくMRI上のみで血管病変が認められる場合は，血管性認知症ではなく何らかの変性性認知症に血管病変を合併した状態と判断します。

■ さらに高齢者の脳のT2強調画像では大脳白質や基底核に点状，斑状の高信号域を高頻度に認めます。病理学的にはラクナ，慢性虚血性変化，血管周囲腔の拡大となります[1, 2]が，これらを認めた際も安易に血管性認知症と診断しないことが重要です。それぞれの特徴を**表1**に示します。

表1 ラクナ，慢性虚血性変化，血管周囲腔拡大の特徴

	T1強調画像	T2強調画像	FLAIR
ラクナ	低信号	高信号	等～高信号
慢性虚血性変化	等～灰白質程度	高信号	高信号
血管周囲腔拡大	低信号	高信号	低信号

脳萎縮の有無

■ 脳病変の有無を確認し，それらの病変が存在しなかった場合，脳萎縮の有無や程度を確認します。萎縮は，撮像された画像を視察的に観察した後，画像統計解析結果を確認します。視察的観察の際，専門医は冠状断を用いて海馬萎縮を検討しますが，実地医家の先生には難しいと思われます。水平断を用い，極端な萎縮部位や左右差のある萎縮部位の有無を確認して下さい。

■ 画像統計解析の手法はわが国において広く普及しています。松田ら[3]によって開発されたこの画像統計解析ツールは，Voxel-based Specific Regional analysis system for Alzheimer's Disease (VSRAD) と名づけられ，エーザイ株式会社によって希望するMRI保有施設に配布されています。ADで特徴的に認められる海馬傍回付近の萎縮を検出することができ，それによって早期ADと健常高齢者との鑑別における正診率は80％以上になるとされています。解析結果はZスコアにより海馬傍回の萎縮の程度を示す目安として表示されます。またVSRAD advance 2からは，ADを疑うが側頭葉内側部萎縮が軽度である場合，ADとレビー小体型認知症 (DLB) を鑑別する指標として「背側脳幹/内側側頭部の萎縮比」を算出する機能が追加されています。この萎縮比

が0.2以上である場合はDLBが疑われ，その正診率は69.8%とされています。

- わかりやすい表示がなされるVSRADですが，利用する際に注意すべき点があります。1つはZ値だけをみるのではなく，脳表投影像や各断面での萎縮領域を確認することです。側頭葉内側部以外のどの領域で萎縮が検出されているのかを確認して下さい。次に注意すべき点は，萎縮が検出されたからといって認知症と診断しないこと，また萎縮が検出されないからといって認知症を否定しないことです。認知症の診断は経過と症状を併せ，総合的に行うことが重要です。

CONFERENCE

ここで症例を提示します。教科書的な典型例は実臨床ではほとんど見かけません。日常診療で目にする機会が多いと思われる症例をお示しします。

アルツハイマー型認知症

症例① 68歳，男性

MRI上は明らかな血管病変を認めず，視察的に脳萎縮は軽度。VSRADはZ＝1.05であり，有意な海馬萎縮は検出されていない。一方，脳表投影像ではADの典型的萎縮パターンである，両側側頭葉外側部から頭頂葉，右側楔前部，両側前頭前野での萎縮が検出され（図1），MCIとして経過観察。1年後，家族から記憶障害に基づく生活上の問題を指摘された。MRI上は血管病変の新生がなく，視察的に脳萎縮の進行は明らかではなかったが，VSRADはZ＝1.28とZ値の上昇を認めた。脳表投影像は前回同様の萎縮であった。病状は緩徐に進行しており，軽度のADと診断した。

〈解説〉
- VSRADのZ値だけで認知症を否定しないことが重要です。

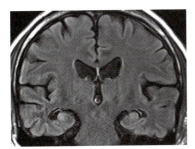
A．FLAIR冠状断像

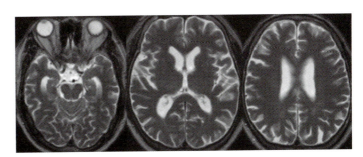
B．T2強調水平断像

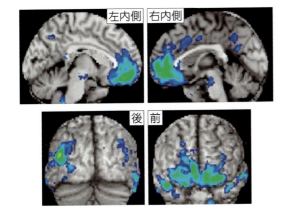

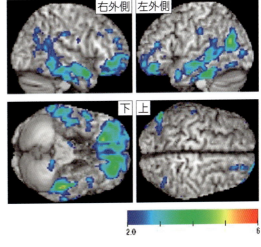

C．VSRAD脳表投影像

図1　症例1の初診時の画像所見

若年発症のアルツハイマー型認知症

症例② 54歳，男性

新しい仕事の手順を覚えられず来院。MRI上は明らかな血管病変を認めず，視察的には頭頂葉萎縮を認める。VSRADではZ＝0.76と有意な海馬傍回萎縮はみられないが脳表投影像では典型的なADの萎縮パターンであった（図2）。アミロイドイメージングPETを実施したところ集積を認め，診断を確定した。

〈解説〉
- 若年発症例では側頭葉内側部萎縮を認めず，大脳皮質の萎縮をきたしている例が少なくありません。必ず脳領域の萎縮部位を確認するよう，心がけて下さい。

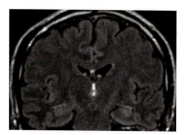

A. FLAIR冠状断像

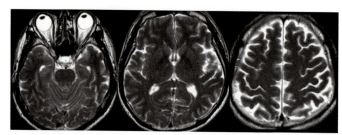

B. T2強調水平断像

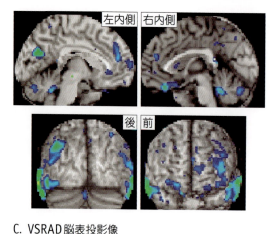

C. VSRAD脳表投影像

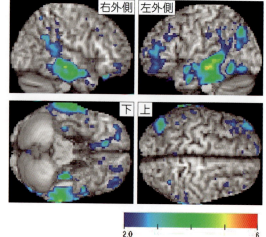

図2　症例2の画像所見

レビー小体型認知症（DLB）

症例③ 82歳，男性

抑うつ症状で精神科受診後，認知機能低下が明らかとなり受診。MRI上は，明らかな血管病変を認めず，慢性虚血性変化を認める。VSRADはZ＝1.66と有意な海馬傍回萎縮を認めるが，診断基準に記載されているように側頭葉内側部の萎縮は認知機能低下に比べ軽度である（図3）。また，灰白質VOI間萎縮比0.22，白質VOI間萎縮比0.57と背側脳幹萎縮が検出された。臨床症状や他

の画像所見と併せ，DLBと診断した。

〈解説〉
- DLBでは側頭葉内側部萎縮が検出されないことがあり，VSRADのZ値だけで認知症を否定しないことが重要です。

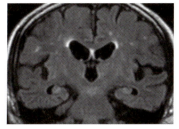

A. FLAIR冠状断像

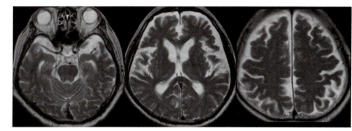

B. T2強調水平断像

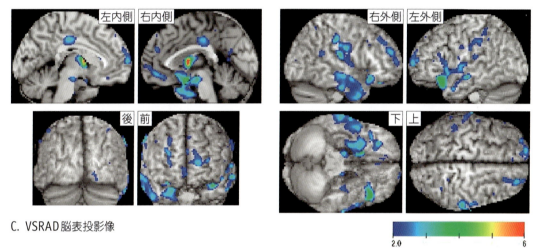

C. VSRAD脳表投影像

図3　症例3の画像所見

前頭側頭型認知症（FTD）

症例④　82歳，男性

10年前から毎日決まった時間に決まった行動をしないと気がすまなくなり，万引きや異食などの行動障害がみられ受診。心理検査の途中で出ていこうとする行動がみられ，検査中止となった。MRI上は明らかな血管病変を認めず，視察的に前頭葉および側頭葉の萎縮を認める。

〈解説〉
- VSRADはZ＝8.04と著しい海馬傍回萎縮が検出されていますが，Z値だけでADと診断してしまわないことが重要です。また，両側前頭前野，両側帯状回前部，両側側頭葉外側部，両側前頭葉眼窩面の萎縮が検出されています（図4）。behavioral variant FTD (bvFTD)の診断基準により，FTDと診断しました。問診で診断基準に示されているような行動障害を認める場合，前頭葉萎縮の確認はFTDの診断精度を高めます。

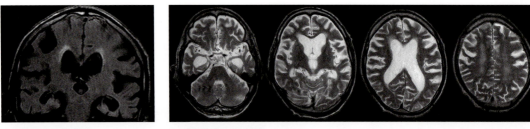

A. FLAIR冠状断像　　B. T2強調水平断像

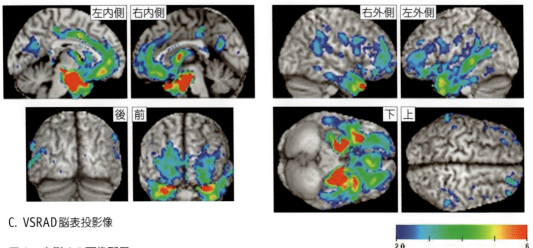

C. VSRAD脳表投影像

図4 症例4の画像所見

AUTHOR'S EYE

1. 疾患ごとに特徴的な萎縮のパターンがあり，それらの萎縮を見出すことで診断精度を高めることができる。
2. しかし，脳萎縮だけで認知症か否かの診断をしない。

文献

1) Chimowitz MI, et al：Arch Neurol. 1992；49(7)：747-52.
2) 北垣 一：見て診て学ぶ認知症の画像診断. 改訂第2版. 松田博史, 他編. 永井書店, 2010, p137-50.
3) Hirata Y, et al：Neurosci Lett. 2005；382(3)：269-74.

（中野正剛）

1章 認知症の治療を症状別に"識る"

9 認知症を診断するためのSPECT/PET

> **SYLLABUS**
>
> ▶認知症診療における画像診断で,形態画像であるMRIと対になる検査として機能画像があります。臨床現場ではSPECT(スペクト)と呼ばれていますが,正式には核医学検査と言います。本項では,認知症診療に用いられている核医学検査について述べます。

1 認知症診療における核医学検査

- X線撮影やCTスキャンが機器から放射線を照射して検査を行うのに対して,核医学検査はラジオアイソトープを体内に投与することによって行っています。投与方法は静脈注射であることが一般的です。撮像は体内からの放射線をカメラが検出することで行います。
- X線撮影のようにカメラが動かない撮像方法と,カメラが体表に沿って回転し収集した画像を再構成することで断層像を得る方法があります。前者はMIBG心筋シンチグラフィーの撮像方法であり,後者は脳血流SPECT,ドパミントランスポーターイメージング,PETなどです。それぞれ使用する薬剤が異なっており,半減期の関係から同日に複数の検査を実施することはできません。詳細は他書に譲ります。

2 認知症診療における核医学検査のポイント

- 実際の診療で使われている核医学検査には,脳血流SPECT,MIBG心筋シンチグラフィー,ドパミントランスポーターイメージング,アミロイドPETがあります。以下,それぞれについて解説します。

脳血流SPECT

- SPECTは,単光子放射コンピュータ断層撮像法(single photon emission computed tomography)と言い,投与した放射性医薬品から放出されるγ線を検出してその位置を決定します。脳血流SPECTに使用されている薬剤として,次の①〜④があります。

① ^{133}Xe
② ^{123}I-IMP (N-isopropyl-p-[^{123}I] iodoamphetamine)
③ ^{99m}Tc-HMPAO (hexamethyl propylene amine oxine)
④ ^{99m}Tc-ECD (ethyl cysteinate dimer)

- 現在,主に使用されているのは^{123}I-IMPと^{99m}Tc-ECDです。
- 脳血流SPECTは疾患ごとに局所の脳血流の低下に一定のパターンがあります。この血流低下パターンを確認することが認知症の診断に有用です[1]。近年ではMRIのVSRAD同様,画像統計解析が普及しています。わが国では,3D-SSPとeZISという解析プログラムが配布されています[2]。図1に3D-SSPおよびeZISにて同一の症例を解析した結果を示します。

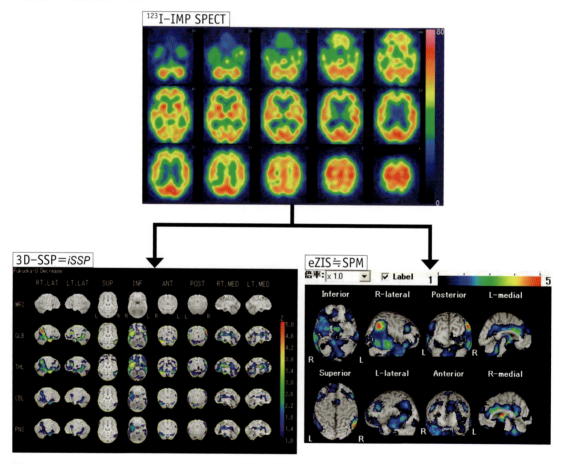

図1 アルツハイマー型認知症(83歳男性)の脳血流SPECT―3D-SSPおよびeZISによる画像統計解析結果

- 以下に代表的な疾患における所見を示します。

〈アルツハイマー型認知症〉

- 内側側頭部,帯状回後部から楔前部,頭頂葉での血流低下
- 運動感覚領域の血流は保たれる
- 病状が進行すると前頭葉の血流も低下する

- 視察的に，若年発症例では内側側頭部の血流低下がはっきりしない一方，帯状回後部から楔前部，頭頂葉の血流低下が明瞭です。それに対して高齢発症例では帯状回後部から楔前部，頭頂葉の血流低下がはっきりせず，内側側頭部の血流低下が目立つ傾向にあります。こうした視察的判定の困難さは画像統計解析の手法を用いることで補うことができます。

〈レビー小体型認知症〉

- 一次視覚野を含む後頭葉の血流低下
- cingulate island sign（CIS）

- 視察的に，ADでは病状が進行しても後頭葉の血流は保たれてみえるのに対し，DLBでは早期から後頭葉の血流低下を認めます。特にAD病変を伴ったDLBでは，後頭葉の血流低下以外はADと同様の血流低下を示すため，後頭葉の血流低下に注目することが鑑別に有用です。
- この所見は画像統計解析で検出されることが多いですが，びまん性に大脳皮質の血流低下をきたしている場合は検出されないこともあるため，必ず視察的にSPECT画像を確認することが重要です。また，^{18}F-FDG PET検査において，DLBではADと異なり帯状回後部のブドウ糖代謝が保たれるとの報告がなされています[3]。脳血流SPECTでは視察的にこの所見を見出すことは困難ですが，画像統計解析の手法を用いることで検出可能になってきており[4]，ADとの鑑別に有用です。

〈前頭側頭型認知症〉

- 前頭葉皮質を中心とした著しい血流低下
- 頭頂葉皮質の血流低下はないか，あってもごく軽度

- FTDでは，MRIで著しい前頭葉萎縮を認めない場合でも，脳血流SPECTを実施すると前頭前野を中心に著しい血流低下を認めることがしばしばあります。しかし，前頭葉の血流低下は他の疾患でも起こりうるため，臨床的にFTDを疑う症状が存在することが診断する上で重要です。

MIBG心筋シンチグラフィー

- ^{123}I-metaiodobenzylguanidine（MIBG）はノルエピネフリン類似物質で，交感神経末端で細胞内に入り，ノルエピネフリン貯蔵顆粒に蓄積され，交感神経刺激により放出されます。この特性を活かし，交感神経イメージングに用いられています。DLB，パーキンソン病，純粋自律神経不全症などのレビー小体病では心筋交感神経への取り込みが低下していることが多く，心筋/縦隔（H/M）比＝2.1とした場合，MMSE 22点以上の群では感度77％，特異度94％と報告されています[5]。ADやレビー小体病以外のパーキンソニズムを呈する疾患では正常であることから，レビー小体病を診断する上で有用

です(図2)。心筋への集積と縦隔との比を算出するためのソフトウェアとしてsmart MIBGが提供されています[6]。

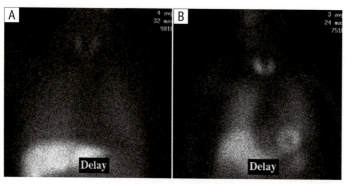

図2 MIBG心筋シンチグラフィー後期像のレビー小体型認知症(A)とアルツハイマー型認知症(B)の比較

- 注意すべきは,高度のうっ血性心不全,糖尿病性ニューロパチー,レセルピンや三環系抗うつ薬,塩酸ラベタロール投与中は集積が低下していることがあるという点です。評価に際しては,病歴や服薬内容の確認を行う必要があります。

ドパミントランスポーターイメージング

- ^{123}I-ioflupaneによるSPECT像は線条体におけるドパミントランスポーター(DAT)の分布を可視化することで,ドパミン神経の変性・脱落を伴うDLBを含むパーキンソン症候群の診断精度向上に有用です[7]。
- ドパミン細胞の変性や脱落が起きるとドパミン細胞の減少とともにDATが減少するため,基底核への集積低下が起こります。ただし,DLBでもドパミン細胞の変性をきたしていない段階では正常であることもあります。
- DLBの診断はDATイメージングの結果だけでなく,経過や症状などから診断する必要があります。

アミロイドPET

- アミロイドPETの実用化により,生体におけるアミロイドβの脳内蓄積を可視化できるようになっています。アミロイドイメージング製剤としては,ピッツバーグ大学で開発されたPittsburgh Compound-B(PiB)が研究目的で使用されてきました[8]。しかしPiBは半減期が20分の^{11}Cで標識されているため,臨床で用いることは困難でした。そこで半減期が110分の^{18}Fで標識された^{18}F-Flutemetamol,^{18}F-Florbetaben,^{18}F-Florbetapirなどのアミロイドイメージング製剤が開発され,わが国でも製薬会社からPET装置のある施設へのデリバリーが準備されつつあります[9]。
- しかし,現時点では保険適用となっておらず,実地医家の先生が臨床で用いるまでにはしばらく時間がかかりそうです。

CONFERENCE

実地医家の先生が読影することは難しいと思われますので，画像所見を解釈する上でのポイントを提示します．脳血流SPECTは投与薬剤として^{99m}Tc-ECDを用い，画像統計解析はeZISで行っています．

アルツハイマー型認知症

症例① 65歳男性，典型的なアルツハイマー型認知症の血流低下パターン

〈解説〉

- 若年発症のADの場合，前述したような典型的な血流低下パターンを呈します．脳血流SPECT定性画像では両側側頭・頭頂葉皮質の血流低下を明瞭に認めます．また，eZIS解析では両側側頭・頭頂葉に加え，帯状回後部から楔前部での血流低下が検出されています（図3）．

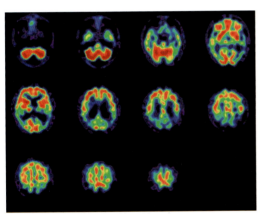
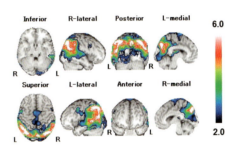

A. 脳血流SPECT水平断定性画像
B. eZIS解析結果

図3 症例1（アルツハイマー型認知症）の画像所見

症例② 61歳男性，アルツハイマー型認知症の若年発症例
症例③ 81歳男性，アルツハイマー型認知症の高齢発症例

〈解説〉

- 若年発症例では脳血流SPECT定性画像での頭頂葉の血流低下が比較的わかりやすいです（図4A）が，高齢発症例では定性画像での血流低下が不明瞭です（図5A）．
- 画像統計解析を行うと，若年発症例，高齢発症例ともに両側側頭・頭頂葉，帯状回後部から楔前部での血流低下が検出されており，ADの血流低下パターンになっていることがわかります（図4B, 5B）．
- ここで重要な点は，前頭葉の血流低下はADでも起こりうるということです．前頭葉の血流低下があるからといってFTDと診断しないようにしましょう．

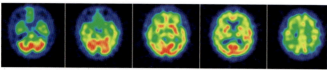

A. 脳血流SPECT水平断定性画像

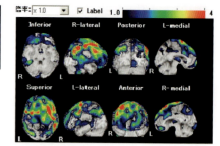

B. eZIS解析結果

図4 症例2（アルツハイマー型認知症の若年発症例）の画像所見

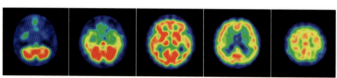

A. 脳血流SPECT水平断定性画像

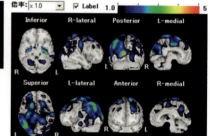

B. eZIS解析結果

図5 症例3（アルツハイマー型認知症の高齢発症例）の画像所見

レビー小体型認知症

> **症例④** 82歳，男性
>
> 〈解説〉
> - 脳血流SPECT定性画像では頭頂葉の血流低下を認め，ADの血流低下所見のようにみえます（**図6A**）。そこで定量画像をみると，小脳の血流に比べ，本来は高血流であるはずの後頭葉の血流が低いことがわかります（**図6B**）。
> - DLBでは，小脳に比べ後頭葉の血流が低下しているかどうかを観察することがポイントです。
> - eZISでは両側側頭・頭頂葉の血流低下に加え，後頭葉内側部の血流低下が検出されています（**図6C**）。
> - この症例ではドパミントランスポーターイメージングで基底核への集積低下（**図6D, E**）とMIBGで心筋への集積低下所見（**図6F**）を認め，DLBに典型的な画像所見でした。

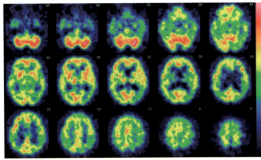

A. 脳血流SPECT水平断定性画像

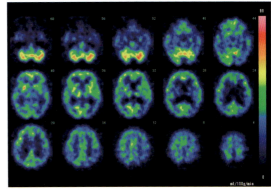

B. 脳血流SPECT水平断定量画像
カラースケールは最大80mL/100g/分,最小0mL/100g/分で表示している

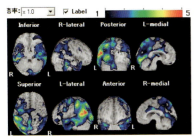

C. eZIS解析結果

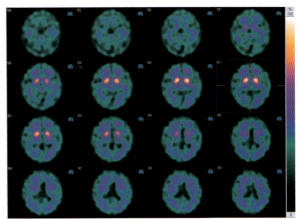

D. ドパミントランスポーターSPECT水平断像
基底核への集積低下とバックグラウンドの集積増加を認める

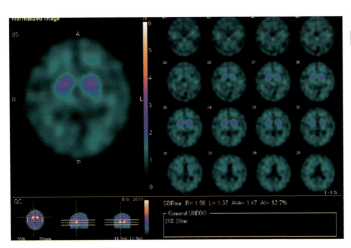

E. DATview解析結果
specific binding ratio (SBR)は右1.56,左1.37と低値になっている

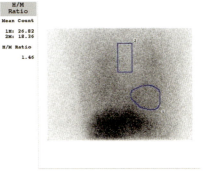

F. MIBG心筋シンチグラフィー後期像
H/M比=1.46と低値である

図6 症例4(レビー小体型認知症)の画像所見

前頭側頭型認知症

症例⑤　76歳，女性

〈解説〉

- 脳血流SPECT定性画像では前頭葉の血流低下を認めます（**図7A**）。eZISでは前頭前野の広い範囲で血流低下が検出されており，典型的な血流低下パターンになっています（**図7B**）。
- また，ADとの違いですが，FTDでは前頭葉の著しい血流低下があるにもかかわらず，頭頂葉の血流低下はほとんど認めません。ADでは，前頭葉の血流低下がある場合，併せて頭頂葉の血流も低下しています。

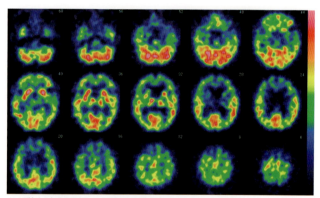

A. 脳血流SPECT水平断定性画像

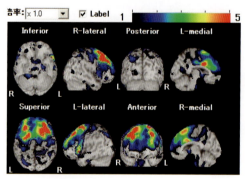

B. eZIS解析結果

図7　症例5（前頭側頭型認知症）の画像所見

Author's Eye

1. 認知症の核医学検査では，疾患ごとに特徴的な画像所見があり，それらの所見を検索することで診断精度を高めることができる。
2. しかし，認知症の診断は症状や認知機能低下によって行うことが基本であり，形態画像と同様，機能画像の所見だけで認知症か否かの診断をしてはならない。

文献

1) 中野正剛：日老医誌. 2004;41(2):179-82.
2) Matsuda H, et al:AJNR Am J Neuroradiol. 2007;28(4):731-6.
3) Lim SM, et al:J Nucl Med. 2009;50(10):1638-45.
4) Imabayashi E, et al:EJNMMI Res. 2016;6(1):67.
5) Yoshita M, et al:PLoS One. 2015;10(3):e0120540.
6) Nakajima K, et al:J Nucl Cardiol. 2014;21(5):970-8.
7) Tatsch K, et al:J Nucl Med. 2013;54(8):1331-8.
8) Klunk WE, et al:Ann Neurol. 2004;55(3):306-19.
9) 石井賢二：老年期認知症研会誌. 2011;18:84-8.

（中野正剛）

1章 認知症を"識る"

10 認知症を診断するための バイオマーカー検査

> **SYLLABUS**
> ▶認知症の診断には，幾つかのバイオマーカー検査が利用されています．本項では，それぞれの認知症疾患に有用なバイオマーカーを紹介します．

1 血液・髄液検査

- 認知症疾患の中で血液・髄液検査が有用な代表的疾患は，梅毒感染による進行麻痺です．この疾患は，梅毒感染後10年以上経過し，脳に感染が及ぶことで発症します．中核症状のほか，多幸，易怒性などの人格変化，幻覚・妄想などの精神症状，構音障害，平衡障害などがみられることがあります．時には30代などの若い年齢で発症することがあります．梅毒血清反応陽性の場合，髄液中の梅毒反応の陽性をもって診断されます．このほか甲状腺ホルモンの低下や，ビタミンB群の低下が認知機能障害と関連することがあります．
- AD患者の髄液中では，$A\beta 42$が低下しリン酸化タウが上昇します．この両者は発症する前から既に認められます．現在，髄液中のリン酸化タウの測定はADと他の認知症疾患との鑑別目的で保険診療が可能となっています．また，髄液中の総タウ検査は，クロイツフェルト・ヤコブ病の診断目的で保険診療が可能となっています．

2 画像検査

形態画像検査

- CTやMRIなどの形態画像検査は，脳の萎縮，脳出血，脳梗塞や脳腫瘍などの所見を描出するのに広く用いられています．慢性硬膜下血腫や正常圧水頭症などは形態画像検査が特に有効です．血管性認知症では，脳出血後の所見や脳梗塞などの所見が認められます．
- ADの診断には，CTやMRIで側頭葉内側部・海馬領域の萎縮を確認します．早期には萎縮がはっきりしない場合がありますが，VSRADのような定量的指標が有用な場合があります．ADの進行に伴い，萎縮は大脳全般に及び，側脳室の拡大も目立つようになります．DLBでは，ADと異なり海馬の萎縮が目立たないことが少なくありません．

FTDでは，前頭葉と側頭葉に限局した萎縮がみられます。側頭葉先端の萎縮がナイフの刃のように見える場合があります（knife blade様）。FTDのひとつである意味性認知症では，早期から左側頭葉の限局性萎縮がみられるのが特徴的です。

機能画像検査

- 一般に変性性認知症疾患では，形態画像上の萎縮より前にSPECTやFDG-PETなどの機能画像上の変化がみられるため，機能画像検査は早期診断に有用とされています。ADでは側頭頭頂領域や，後部帯状回，楔前部において早期から血流や代謝の低下が認められます。最近用いられるようになってきたアミロイドイメージングでは，脳内のアミロイドβ蛋白（Aβ）の沈着状態が描出されます。Aβ沈着が否定されればADが否定されます。ただし，FDG-PETとアミロイドイメージングは保険適用外です。
- DLBの機能画像検査では，幾つかの特徴的な所見が認められます。SPECTやPETでは，およそ7割の例で後頭葉の一次視覚野に血流や代謝低下が認められます。ドパミントランスポーターの基底核における取り込み低下は，DLBで生じる黒質線条体系の障害を反映しています。しかし，パーキンソン病や進行性核上性麻痺など，黒質線条体系が障害される他の疾患でも同様の所見がみられるので注意が必要です。MIBG心筋シンチグラフィーによる心筋の取り込み低下は，交感神経節からの二次線維の変性を反映した所見です。2017年6月に発表されたDLBの新しい診断基準では，ドパミントランスポーターシンチグラフィーとMIBG心筋シンチグラフィーは，診断的意義が高い指標的バイオマーカーとして挙げられています。

3 生理学的検査

- てんかんの中には認知症との鑑別が困難なものがあります。特に，複雑部分発作は大発作のような激しい発作症状はみられませんが，複雑部分発作の一過性の意識障害がDLBでみられる注意の変動と類似しています。また，発作が頻発している時期は認知機能の低下をきたしやすく，複雑部分発作が見逃され認知症と診断されることがあります。
- 複雑部分発作の診断には，脳波検査で発作波を確認します。DLBの新たな診断基準では，指標的バイオマーカーのひとつとして，睡眠ポリグラフ検査（polysomnography；PSG）による筋緊張低下を伴わないレム睡眠（REM sleep without-atonia；RWA）の確認が挙げられています。
- なお我々は，DLBの診断に高炭酸ガス換気応答検査が有用なことを報告しています。高炭酸ガス換気応答とは，血中の二酸化炭素濃度が上昇すると，換気量を増やして二酸化炭素濃度を下げようとする生体反応のことです。この反応がDLBでは障害されており，血中の二酸化炭素濃度が上昇しても換気量が十分増加しません。これは，DLBに肺

炎など二酸化炭素濃度が上昇するような病態が併発した場合，それを感知して防御反応をとるのが困難なことを意味します。
- このほか，DLBではADに比較して自律神経障害が強くみられ，心拍変動の低下や起立性低血圧が高頻度に認められることが報告されています。

4　その他のバイオマーカー

- 最近，DLBでは嗅覚障害が高率でみられることが知られるようになり，嗅覚検査がDLBの診断に有用である可能性が考えられています。

> **AUTHOR'S EYE**
> 1. バイオマーカーには血液・髄液検査，画像検査，生理学的検査などがある。
> 2. バイオマーカーはあくまで補助診断である。まずは経過や現症からある程度鑑別診断を行った上でバイオマーカーを用いる。
> 3. それぞれの認知症疾患で有用なバイオマーカーが異なるため，診断に適切なバイオマーカーを選択することが求められる。

（水上勝義）

2章 認知症を原因疾患別に"識る"

1 アルツハイマー病（アルツハイマー型認知症）

> **SYLLABUS**
> ▶アルツハイマー病（AD）は，全認知症の約半数を占める代表的な疾患です。典型的なADの病像を理解することが，認知症の理解の第一歩と言えます。しかし，非典型的なケースが多く認められるのもADの特徴です。まずは典型的なADを理解して下さい。そして，非典型的なパターンも徐々に習得しましょう。

1 定義

- ADにより認知症となった状態を，アルツハイマー型認知症と呼びます。当初，若年発症のADは，高齢発症のAD（いわゆる「アルツハイマー型老年認知症」）とは異なった病気と理解されていました。しかし，しだいに両者は同一疾患と見做されるようになり，現在に至っています。ただし臨床的には，若年発症ADは遺伝的な要素が大きく，進行の速いことが一般的です。
- ADの確定診断は死後脳の病理学的所見に基づき判断されますが，臨床的診断には診断基準が用いられます。ADの臨床診断基準はいくつかありますが，その共通構造は「記憶を中心とした進行性の認知機能障害がある」ことです。この認知機能障害によって「社会・職業機能が損なわれる（生活に支障をきたす）段階になった」場合を，アルツハイマー型認知症と呼びます。これが，典型的なADの病像です。
- DSM-5による臨床診断基準を示します（**表1**）[1]。

2 検査所見

神経心理学検査

- 近時記憶障害を中心として，複数の認知機能の障害（失見当・失語・失行・失認・失算・遂行機能障害など）が認められます。スクリーニングには，MMSEやHDS-Rなどが一般的に使用されています。

表1 DSM-5におけるAlzheimer病による認知症および軽度認知障害の臨床診断基準

A. 認知症または軽度認知障害の基準を満たす
B. 1つまたはそれ以上の認知領域で，障害は潜行性に発症し緩徐に進行する（認知症では，少なくとも2つの領域が障害されなければならない）
C. 以下の確実なまたは疑いのあるAlzheimer病の基準を満たす

認知症について
確実なAlzheimer病は，以下のどちらかを満たしたときに診断されるべきである。そうでなければ**疑いのあるAlzheimer病**と診断されるべきである
(1) 家族歴または遺伝子検査から，Alzheimer病の原因となる遺伝子変異の証拠がある
(2) 以下の3つすべてが存在している：
  (a) 記憶，学習，および少なくとも1つの他の認知領域の低下の証拠が明らかである（詳細な病歴または連続的な神経心理学的検査に基づいた）
  (b) 着実に進行性で緩徐な認知機能低下があって，安定状態が続くことはない
  (c) 混合性の病因の証拠がない（すなわち，他の神経変性または脳血管疾患がない，または認知の低下をもたらす可能性のある他の神経疾患，精神疾患，または全身性疾患がない）

軽度認知障害について
確実なAlzheimer病は，遺伝子検査または家族歴のいずれかで，Alzheimer病の原因となる遺伝子変異の証拠があれば診断される
疑いのあるAlzheimer病は，遺伝子検査または家族歴のいずれにもAlzheimer病の原因となる遺伝子変異の証拠がなく，以下の3つすべてが存在している場合に診断される
(1) 記憶および学習が低下している明らかな証拠がある
(2) 着実に進行性で緩徐な認知機能低下があって，安定状態が続くことはない
(3) 混合性の病因の証拠がない（すなわち，他の神経変性または脳血管疾患がない，または認知の低下をもたらす可能性のある別の神経疾患，全身性疾患または病態がない）

D. 障害は脳血管疾患，他の神経変性疾患，物質の影響，その他の精神疾患，神経疾患，または全身性疾患ではうまく説明されない

［日本精神神経学会（日本語版用語監修），髙橋三郎・大野 裕（監訳）：DSM-5精神疾患の診断・統計マニュアル．p602-3，医学書院，2014より転載］

脳MRI（図1）

- 大脳はびまん性に萎縮しますが，特に海馬・海馬傍回が萎縮して側脳室下角が開大するパターンが典型的です。種々の程度で，脳血管障害の所見も合併します。

脳血流SPECT（図2）

- 両側の側頭葉内側面・頭頂葉の血流低下が認められます。

脳脊髄液検査

- ADの病理学的診断（確定診断）に必須である老人斑・神経原線維変化の主要構成蛋白であるAβ・リン酸化タウの測定が有用です。ADでは髄液中のAβは低下し，リン酸化タウは上昇することが一般的です。

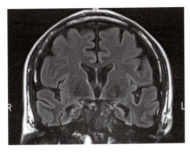
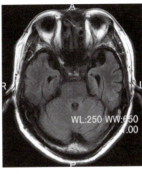

図1 ADの脳MRI画像（自験症例）

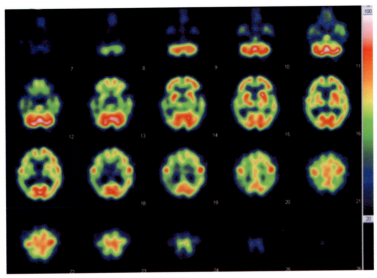

俗称：蟹爪サイン　　俗称：仮面ライダーサイン

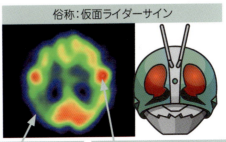

側頭頭頂連合野の血流低下　　感覚運動野の相対的血流保持

正常な側頭葉下部内側域　　ADの側頭葉下部内側域

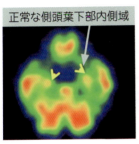
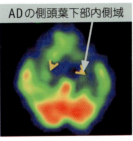

図2 ADの脳血流SPECT画像

（写真提供：眞鍋雄太先生）

- 2017年時点で，髄液中のリン酸化タウの測定は保険適用（660点）となります（Aβの測定は実費で12,000円）。

3 治療

- 認知機能障害に対する治療と行動・心理症状（BPSD）に対する治療があります。それぞれに薬物療法と非薬物療法がありますが，どちらにも非薬物療法はとても重要です[2]。
- 認知機能障害に対する薬物療法では，コリンエステラーゼ阻害薬（ドネペジル，ガランタミン，リバスチグミン）とNMDA受容体拮抗薬（メマンチン）が保険適用となります。BPSDに対しては，主に向精神薬が使われます。詳しくは別項をご参照下さい。

4 経過と症状

- 日常生活動作（ADL）の変化に基づいて7段階に分類された行動評価尺度（Functional Assessment Staging；FAST）は，ADの経過を理解する上で有用です（**表2**）[3]。FAST3が，軽度認知障害（MCI）に相当すると考えてよいでしょう。
- ADの原因は不明ですが，一般的には「アミロイド・カスケード仮説」に基づいて理解されています。このアミロイド仮説に沿って，ADの経過を考えると理解しやすいです（**図3**）[4]。
- 米国国立老化研究所（NIA）とアルツハイマー病協会（AA）は，2011年に発表した診断基準で，**図3**にある「プレクリニカル期」（臨床症状はまったくないが，脳内ではAβやリン酸化タウによる異常が存在すると考えられる段階）の概念を導入しました。この導入の目的は，より早い段階からADの予防・治療は行われるべきという考えに基づくものと思われます。
- しかし，Aβやリン酸化タウの蓄積（老人斑や神経原線維変化の出現）は，正常な脳の老化過程で必然的に生じるものです。生前に認知機能障害がみられなかった人の脳に，AD患者の脳と同程度の病理学的変化を認めることもあります。同程度の変化があるのに認知機能に問題のない人と認知症になる人がいるということですが，この違いは何か，まだわかっていません。

5 疾患の特徴

- 非典型的なパターンを示すADの症例も多くあります。若年発症ADも含めて，その代表例を解説します。

若年発症AD

- 65歳未満で発症したADを，若年発症（若年性）ADと呼んでいます。
- 若年発症ADは遺伝負因が強く（いくつもの原因遺伝子が報告されています），進行が比較的速い傾向にあります。職場や家庭で重要な役回りを負っているケースが多いので，臨床では社会的な側面への対応がとても重要です。

行動障害型前頭側頭型認知症（bvFTD）を呈するAD

- 典型的なADの大脳皮質病変は，後方（側頭葉・頭頂葉）を主とする傾向にありますが，主に前方（前頭葉）に病変がみられるタイプのADも存在します。この型のADは，臨床的にも性格変化・脱抑制・アパシーなどのbvFTDと類似した症状を呈します。
- 典型的なbvFTDとの臨床像の違いも報告されてはいますが，アミロイドPETなどが実用化されていない現在の臨床現場での鑑別は，かなり困難だと思います。

posterior cortical atrophy（PCA）を呈するAD

- 大脳後方（後頭葉・頭頂葉）が主に障害される病態（原因疾患は様々）をPCAと呼んでいます。典型的なADよりも，さらに後方に病変が広がり，PCAの臨床像を呈するADが存在します。
- 臨床症状としては，視空間認知障害などを呈することが多いようです。

logopenic（語減少）型進行性失語（LPA）を呈するAD

- 原発性進行性失語症のひとつの臨床型にLPA（logopenic progressive aphasia）と呼ばれる症候群があります。背景病理としては，左シルビウス裂の後部周辺を主病巣とするADであることが多いとされています。
- 原発性進行性失語症のうち，LPAは意味記憶が保たれる点などで意味性認知症（SD）とは区別されます。また，自発話（自由会話）は比較的流暢である点（復唱などの命題的発語が困難），失文法がない点などで進行性非流暢性失語（PNFA）とも区別されるようです。

表2 行動評価尺度 (FAST)

FAST stage	臨床診断	FASTにおける特徴	臨床的特徴
1. 認知機能の障害なし	正常	主観的および客観的機能低下は認められない	5～10年前と比較して職業あるいは社会生活上，主観的および客観的にも変化はまったく認められず支障をきたすこともない
2. 非常に軽度の認知機能低下	年齢相応	物の置き忘れを訴える。喚語困難	名前や物の場所，約束を忘れたりすることがあるが年齢相応の変化であり，親しい友人や同僚にも通常は気がつかれない。複雑な仕事をしたり，込みいった社会生活に適応していくうえで支障はない。多くの場合，正常な老化以外の状態は認められない
3. 軽度の認知機能低下	境界状態	熟練を要する仕事の場面では機能低下が同僚によって認められる。新しい場所に旅行することは困難	重要な約束を忘れてしまうことがある。初めての土地への旅行のような複雑な作業を遂行する場合には機能低下が明らかとなる。買い物や家計の管理あるいはよく知っている場所への旅行や日常行っている作業をするうえで支障はない。熟練を要する職業や社会的活動から退職してしまうこともあるが，その後の日常生活の中では障害は明らかとはならず，臨床的には軽微である
4. 中等度の認知機能低下	軽度のアルツハイマー型認知症	夕食に客を招く段取りをつけたり，家計を管理したり，買い物をしたりする程度の仕事でも支障をきたす	買い物で必要なものを必要な量だけ買うことができない。誰かがついていないと買い物の勘定を正しく払うことができない。自分で洋服を選んで着たり，入浴したり，行き慣れている所へ行ったりすることには支障はないために日常生活では介助を要しないが，社会生活では支障をきたすことがある。単身でアパート生活している老人の場合，家賃の額で大家とトラブルを起こすようなことがある
5. やや高度の認知機能低下	中等度のアルツハイマー型認知症	介助なしでは適切な洋服を選んで着ることができない。入浴させるときにもなんとかなだめすかして説得することが必要なこともある	家庭での日常生活でも自立できない。買い物を1人ですることはできない。季節に合った洋服が選べず，明らかに釣り合いがとれていない組合せで服を着たりするために，きちんと服をそろえるなどの介助が必要となる。毎日の入浴を忘れることもある。なだめすかして入浴させなければならない。自分で体をきちんと洗うことができるし，お湯の調節もできる。自動車を適切かつ安全に運転できなくなり，不適切にスピードを上げたり下げたり，また信号を無視したりする。無事故だった人が初めて事故を起こすこともある。大声をあげたりするような感情障害や多動，睡眠障害によって家庭で不適応を起こし，医師による治療的かかわりがしばしば必要になる
6. 高度の認知機能低下	やや高度のアルツハイマー型認知症	(a) 不適切な着衣	寝まきの上に普段着を重ねて着てしまう。靴紐が結べなかったり，ボタンを掛けられなかったり，ネクタイをきちんと結べなかったり，左右間違えずに靴を履かなかったりする。着衣も介助が必要になる
		(b) 入浴に介助を要する。入浴を嫌がる	お湯の温度や量が調節できなくなり，体もうまく洗えなくなる。浴槽への出入りもできにくくなり，風呂から出たあともきちんと体を拭くことができない。このような障害に先行して風呂に入りたがらない，嫌がるという行動がみられることもある
		(c) トイレの水を流せなくなる	用をすませたあと水を流すのを忘れたり，きちんと拭くのを忘れる。あるいはすませたあと服をきちんと直せなかったりする
		(d) 尿失禁	時に (c) の段階と同時に起こるが，これらの段階の間には数カ月間の間隔があることが多い。この時期に起こる尿失禁は尿路感染やほかの生殖器・泌尿器系の障害がなく起こる。この時期の尿失禁は適切な排泄行動を行ううえでの認知機能の低下によって起こる
		(e) 便失禁	この時期の障害は (c) や (d) の段階でみられることもあるが，通常は一時的にしろ別々にみられることが多い。焦燥や明らかな精神病様症状のために医療施設に受診することも多い。攻撃的行為や失禁のために施設入所が考慮されることが多い

7. 非常に高度の認知機能低下	高度のアルツハイマー型認知症	(a) 最大限約6語に限定された言語機能の低下	語彙と言語能力の貧困化はアルツハイマー型認知症の特徴であるが，発語量の減少と話し言葉のとぎれがしばしば認められる．さらに進行すると完全な文章を話す能力はしだいに失われる．失禁がみられるようになると，話し言葉はいくつかの単語あるいは短い文節に限られ，語彙は2，3の単語のみに限られてしまう
		(b) 理解しうる語彙はただ1つの単語となる	最後に残される単語には個人差があり，ある患者では"はい"という言葉が肯定と否定の両方の意志を示すときもあり，逆に"いいえ"という返事が両方の意味を持つこともある．病期が進行するにしたがってこのようなただ1つの言葉も失われてしまう．一見，言葉が完全に失われてしまったと思われてから数カ月後に突然最後に残されていた単語を一時的に発語することがあるが，理解しうる話し言葉が失われたあとは叫び声や意味不明のぶつぶつ言う声のみとなる
		(c) 歩行能力の喪失	歩行障害が出現する．ゆっくりとした小刻みの歩行となり，階段の上り下りに介助を要するようになる．歩行ができなくなる時期は個人差があるが，しだいに歩行がゆっくりとなる．歩幅が小さくなっていく場合もあり，歩くときに前方あるいは後方や側方に傾いたりする．寝たきりとなって数カ月すると拘縮が出現する
		(d) 着座能力の喪失	寝たきり状態であってもはじめのうちは介助なしで椅子に座っていることは可能である．しかし，しだいに介助なしで椅子に座っていることもできなくなる．この時期ではまだ笑ったり，噛んだり，握ることはできる
		(e) 笑う能力の喪失	この時期では刺激に対して眼球をゆっくりと動かすことは可能である．多くの患者では把握反射は嚥下運動とともに保たれる
		(f) 昏迷および昏睡	アルツハイマー型認知症の末期とも言えるこの時期は，本疾患に付随する代謝機能の低下と関連する

(文献3より引用)

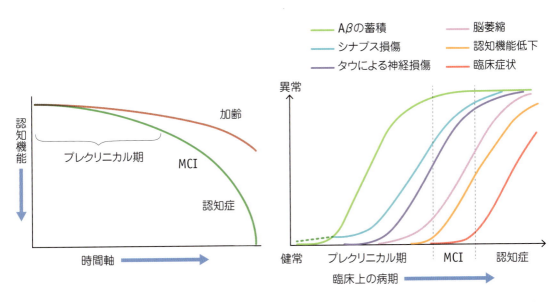

図3 アミロイド仮説に基づく病態の進行と臨床像の推移

(文献4より改変)

CONFERENCE

症例　65歳，男性

【既往歴】糖尿病，脂質異常症。

【家族歴】姉2人も認知症で通院中。

【現病歴】妻と2人暮らし。60歳で退職し，その後は自宅でぶらぶらと過ごしていた。糖尿病・脂質異常症で近医に通院していたが，1年ほど前から物忘れが目立つことを妻が心配して主治医に相談し，当科を紹介された。

【現症】妻とともに歩いて入室。身なりや礼節は保たれていた。患者本人は，物忘れが多くなったとは思っておらず，日常的にも困っていないと言う。姉2人が認知症になったことも「知らない」とのことであった。妻によれば，数分前に言ったこと・頼んだことを覚えていないことが多くなり，日付もよく間違えると言う。いろいろなことに興味・意欲がなくなり，散歩や買い物もしなくなり，日中もごろごろ寝ていることが多くなったとのこと。身体および神経学的所見には特に異常なし。採血検査でも，血糖と脂質以外は異常を認めなかった。

【神経心理学検査】MMSEは19点で，時間・場所の失見当，失算（注意の障害），近時記憶障害（想起の障害），構成失行などを認めた。また，1時間前に実施された採血や心電図検査を覚えていなかった。

【脳MRI】脳室がやや拡大し，海馬には軽度の萎縮を認めた。大脳白質・脳幹には異常を認めなかった。

【経過】ADと診断し，薬物療法（ドネペジル・メマンチン）と非薬物療法を開始した。5年以上経過した現在，MMSEは13点であり，認知機能障害は進行しているが，週4日のデイサービスを利用して，妻と自宅での生活を継続している。

〈解説〉

- 典型的なADの症例です。発症年齢が若いことや家族歴からすると，遺伝負因の影響が大きいと考えられます。

- ADの診断にあたって，除外診断は必須です。各種の精神疾患・神経疾患・脳血管障害だけでなく，甲状腺機能低下症やビタミンB群欠乏症などの身体疾患（による認知機能障害）の除外が必要です。

- 一方，「画像上で脳血管障害が目立つ」という理由で，ADを除外する（血管性認知症と診断する）ことはできません。臨床症状との整合性や核医学検査などを参考にして総合的に判断することになります。高齢発症のADには，種々の程度の脳血管障害が合併します。ADと血管性認知症が合併している（混合型認知症）と診断されることもあります。また，ADと脳血管障害は，それぞれがお互いの危険因子であることもわかっています。

AUTHOR'S EYE

1. あまりに急激な進行・変化は，何らかの新たな病態の発症を疑うべき．
2. 実際，かなりの確率で治療可能な病態が見つかるので，要注意！

   筆者の経験上，病状が急激に進行した場合に気をつけるべき原因・病態を以下に示す．

   ①生活（食事，睡眠，社会交流など）の乱れ・変化

   ②身体疾患（電解質異常，脱水，糖尿病，感染症，内分泌異常，心不全，貧血など）の発症・悪化

   ③脳器質性疾患（急性ラクナ梗塞，微小出血，硬膜下血腫，脳腫瘍など）の発症

   ④アミロイド関連炎症性亜急性白質脳症の惹起

   ⑤正常圧水頭症（NPH）の発症・合併

   ⑥新しい薬の投与による影響（抗コリン薬，向精神薬，抗パーキンソン病薬，骨・カルシウム代謝薬，利尿薬など）

   ⑦せん妄（身体・心理的負荷による軽度の意識障害）

   ⑧非痙攣性てんかん重積状態（NCSE）

文献

1) 髙橋三郎, 他監訳：DSM-5精神疾患の診断・統計マニュアル. 医学書院, 2014, p602-3.
2) 鵜飼克行：明日の臨. 2016；28(1)：7-14.
3) 大塚俊男, 他監：高齢者のための知的機能検査の手引き. ワールドプランニング, 1991, p59-64.
4) 内田和彦：老年精医誌. 2016；27(6)：631-9.

（鵜飼克行）

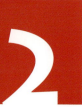

2章　認知症を原因疾患別に"識る"

血管性認知症

> **SYLLABUS**
>
> ▶血管性認知症は，脳梗塞や脳出血など脳血管障害に起因する認知症の総称で，疫学研究ではADについで有病率が高く，典型例では脳卒中後遺症の神経脱落症状に加えて，実行機能障害などの認知機能障害を呈します。高齢者では，ADなどの病理所見と脳血管障害が併存する場合が多く，最近では，脳血管障害はADの促進因子あるいは危険因子と考えられています。脳卒中の予防は血管性認知症の予防につながることから，血管性認知症は「治療可能な認知症」と認識されています。

1　血管性認知症とは

- 血管性認知症は脳血管障害に起因する認知症の総称で，脳血管障害と認知症の間に因果関係が存在するものと定義されます。
- 米国心臓協会および米国脳卒中協会が作成したガイドラインでは，認知機能低下を，①遂行機能・注意，②記憶，③言語，④視空間機能，の4つの機能のうち2つ以上に障害がある状態と定義しました。こうした認知機能障害による日常生活機能の低下が，脳卒中後遺症である運動・感覚障害から独立したものであることを条件に挙げています[1]。
- 血管性認知症は，かつては「脳動脈硬化症」や「脳血管性認知症」などの用語が使われていましたが，現在は英語のvascular dementia (VaD) に対応する用語として「血管性認知症」が使われています。また最近では，認知症に至らない軽度認知障害も含めて「血管性認知障害」(vascular cognitive impairment；VCI) と呼ぶ考え方も普及しています。

2　血管性認知症の病理と病態

- ADをはじめとする変性疾患では特異的な病理所見を示しますが，血管性認知症は脳梗塞，脳出血，くも膜下出血などの脳血管障害に加えて，重症不整脈や心停止後の低灌流，脳血管の粥状動脈硬化，さらにはアミロイド血管症など様々な脳血管病変を基盤とする疾患単位です（図1）。

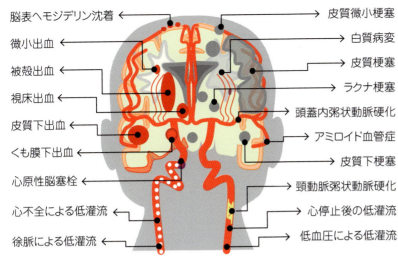

図1 認知症に関連する脳血管病変

■ かつては病因論的見地から，血管性認知症とADは認知症の原因疾患の両極に存在するかのように解釈され，臨床診断においても血管性認知症か，あるいはADかという二者択一の診断を強いられていました（**図2A**）。ところが，特に高齢のAD症例では，ADの病理所見と脳血管病変が併存することから，ADの臨床像を呈しながら画像診断において脳血管病変を呈する症例を「脳血管障害を有するAD（AD with CVD）」として扱うようになりました（**図2B**）。最近では，脳血管障害はADの病態を修飾する危険因子[2]として認識されています。

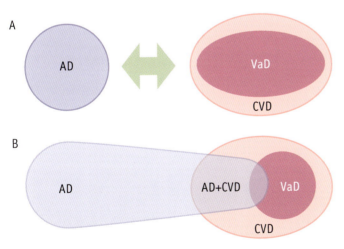

図2 血管性認知症とADの関係
VaD：血管性認知症，CVD：脳血管障害，AD+CVD：脳血管障害を有するAD

■ 脳卒中と認知症の時間的関連性を**図3**に示します。脳卒中の発症直後から認知症が出現する場合や，脳卒中発症から3カ月以内に認知症が出現する場合は，脳卒中後認知症（post-stroke dementia）に分類されます（**図3A〜C**）。脳卒中を繰り返して段階的に

認知機能障害が進行する場合（図3D）も血管性認知症の典型的な経過と見做されます。脳卒中発症前から認知症が存在し，脳卒中に伴って症状がいっそう悪化した場合（図3E）は脳卒中前認知症（pre-stroke dementia）と呼ばれ，脳卒中発症前から存在するADなどの変性性認知症に脳血管障害が加わったと解釈すべきです。緩徐進行性の認知症の経過中に，明らかな脳卒中のイベントがなく，MRIなどの画像上のみで脳血管病変が認められる場合（図3F）も，ADの経過中に脳血管障害を生じたと解釈し，積極的には血管性認知症に含みません。

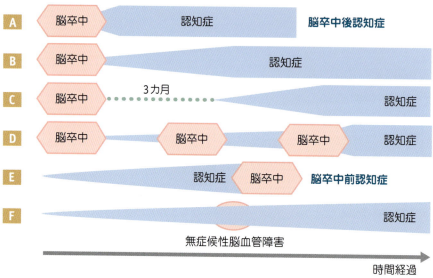

図3　血管性認知症の臨床経過

- 血管性認知症は，その責任病巣や画像所見などから，大血管病変による血管性認知症，小血管病変による血管性認知症，単一病変による血管性認知症，低灌流による血管性認知症，脳出血による血管性認知症，ADの病理を有する血管性認知症，さらに遺伝性血管性認知症などに分類されます（図4）。

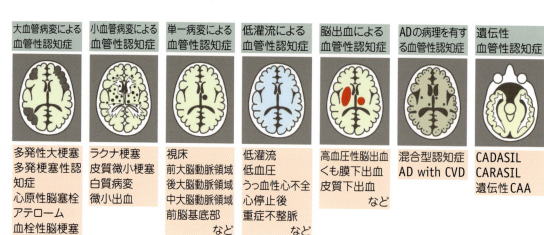

図4　血管性認知症の臨床分類

3　血管性認知症の分類と臨床的特徴

大血管病変による血管性認知症

- 大血管病変による血管性認知症は，皮質性血管性認知症（cortical vascular dementia），あるいは多発梗塞性認知症（multi-infarct dementia）とほとんど同じ意味で用いられます。大血管病変による血管性認知症は，アテローム血栓性脳梗塞や心原性脳塞栓などに起因して大脳皮質を含む比較的広範な領域に生じた複数の梗塞巣が原因と考えられています。
- 大血管病変による血管性認知症の臨床像には，脳卒中後遺症としての片麻痺，半身の感覚障害，麻痺性構音障害などに加えて，失語，失行，失認，視空間認知障害，実行機能障害など梗塞巣に一致する巣症状と，血管性認知症に共通する遂行機能障害や注意散漫，思考緩慢などの症状が含まれます。症状は脳梗塞の出現時期に一致して突然発症する場合と，脳梗塞の再発に伴って階段状に進行する場合があることが特徴です。
- 脳梗塞の局在によって損傷部位と損傷を免れた脳部位がまだらに存在し，まだらな脱落症状を呈することから，「まだら認知症」とも呼ばれます。

小血管病変による血管性認知症

- 小血管病変による血管性認知症は，皮質下性血管性認知症（subcortical vascular dementia）と同義語です。小血管病変には，直径15mm以下のラクナ梗塞，白質病変（leuko-araiosis），MRI T2*画像でとらえられる微小出血（microbleeds），さらには皮質微小梗塞（cortical microinfarcts）などが含まれます（図5）。びまん性の白質病変を示す症例は，ビンスワンガー病あるいはビンスワンガー型脳梗塞などと呼ばれることもあります。視床や基底核と前頭前野など大脳皮質を結ぶ連絡線維が皮質下の小血管病変により寸断されて，認知機能低下を生じると考えられています。

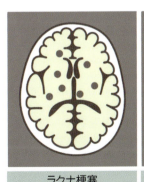
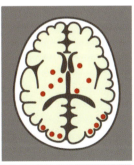
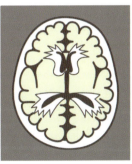
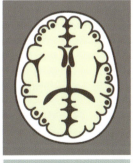

| ラクナ梗塞 | 微小出血 | 白質病変 | 皮質微小梗塞 |

図5　血管性認知症に関連する小血管病変

- 小血管病変による血管性認知症の臨床像は，比較的軽度の運動麻痺，仮性球麻痺，小刻み歩行やすくみ現象などの血管性パーキンソニズムを含めた歩行障害，協調運動障害，

排尿障害などの神経症状に加えて，実行機能障害，思考緩慢，抑うつや情動失禁などの症状が含まれます。高齢者ではADの病理と脳血管障害の併存が多いことから，画像上で小血管病変がとらえられても脳卒中イベントが明らかでなく，緩徐に進行する認知症では，ラクナ梗塞などの小血管病変がADの病態の促進因子になっていると解釈する考え方もあります。

単一病変による血管性認知症

■単一病変による血管性認知症は，英語ではstrategic lesionとされ，直訳すると「戦略的病巣」になりますが，教科書的には「認知症の発症に重要な意味を持つ領域の単一病変」と記載されています。また，「急性発症の血管性認知症」とも呼ばれます。責任病巣には，視床，前大脳動脈領域，非優位半球の中大脳動脈領域，後大脳動脈領域，前脳基底部などが含まれます（図6）。視床内側の脳梗塞では急性期に傾眠状態となり，著明な記憶障害や意欲低下，発動性低下が認められます。前大脳動脈領域，特に前部帯状回の脳梗塞では，発動性低下，注意障害，超皮質性運動失語などの症状が認められます。非優位半球の中大脳動脈領域，特に角回周辺の脳梗塞では，病態失認，注意散漫，視空間認知障害などの症状を呈します。後大脳動脈領域の脳梗塞では，相貌失認などの視覚認知障害や地誌的失見当識などの症状を呈することが知られています。前脳基底部損傷は，前交通動脈の動脈瘤破裂によるくも膜下出血において血腫や脳血管攣縮によって引き起こされ，コルサコフ症候群などの記憶障害や行動障害を呈することが知られています。

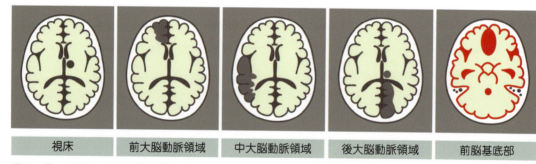

図6 単一病変による血管性認知症

低灌流による血管性認知症

■健常な状態では，自動調節能と呼ばれる代償機転により全身の血圧が低下しても脳の灌流圧はほとんど変化しませんが，動脈硬化の進行や脳梗塞などにより自動調節能が破綻すると，全身の血圧の低下に伴って脳の灌流圧も低下して，神経細胞はエネルギー不全に陥り，その結果として認知機能が低下します。臨床的には，重症の低血圧，心筋梗塞などによる心停止，高度の徐脈，うっ血性心不全，さらには内頸動脈の高度狭窄など，様々な原因で認知症が生じます。画像診断では，中大脳動脈や前大脳動脈の血管支配領域の境界域など，主幹動脈の分水嶺領域（watershed area）に限局性の脳梗塞を生じた

り，脳室周囲や皮質下に白質病変を認めることが特徴です。

脳出血による血管性認知症

- 視床出血や被殻出血などの高血圧性脳出血に代表される脳内出血，くも膜下出血，アミロイド血管症による皮質下出血，さらには頭部外傷に起因する慢性硬膜下血腫などにより認知症を生じることがあります。くも膜下出血では血腫自体による脳組織の破壊に加えて，続発する脳血管攣縮による脳虚血，水頭症，さらには脳表ヘモジデリン沈着（superficial siderosis）も認知症の発現に関わります。脳表ヘモジデリン沈着は，AD患者に特に多く認められ，大脳皮質表面に小出血が多発することで認知機能の低下をもたらします。

脳血管病変を伴ったAD

- 前述したように，最近ではADの病理と脳血管障害が相互に認知症発症を促進すると考えられるようになってきました。ADは，前述のアミロイド血管症により大脳皮質の小梗塞を引き起こし，動脈硬化による灌流障害は，脳内からのAβの除去を阻害すると言われています。

遺伝性血管性認知症

- 遺伝性血管性認知症は遺伝性小血管病とも呼ばれ，CADASIL（cerebral autosomal dominant arteriopathy with subcortical infarcts and leukoencephalopathy），CARASIL（cerebral autosomal recessive arteriopathy with subcortical infarcts and leukoencephalopathy），遺伝性脳アミロイド血管症（cerebral amyloid angiopathy；CAA）などが含まれます。CADASILでは，若い頃から前兆を伴う片頭痛や抑うつを呈し，脳梗塞や認知機能低下を呈します。MRIでは広範な白質病変，ラクナ梗塞，微小脳出血，脳萎縮を示しますが，中でも側頭極白質や外包における白質病変が特異的に認められます。

4　血管性認知症の治療

- 血管性認知症の治療は，非薬物療法と薬物療法に大別されます（図7）。非薬物療法には，ADと同様に介護者教育や介護者のストレスマネージメントなどに加えて，脳卒中後遺症に対するリハビリテーションが含まれます。薬物療法には，抗認知症薬による治療，危険因子の管理，さらにはフレイルなどの併存症の治療が含まれます。
- コリンエステラーゼ阻害薬のドネペジルおよびガランタミン，NMDA受容体阻害薬のメマンチンは，臨床試験結果などから血管性認知症の臨床症状に対する有効性が報告されていますが，わが国を含む多くの国では保険適用がありません。

- ニセルゴリンは「脳梗塞後遺症に伴う慢性脳循環障害による意欲低下の改善」に対して保険適用があり、血管性認知症に対する効果が期待されます。
- イチョウ葉エキスは、血管性認知症を含む認知症の治療においてBPSDなどの改善に有効性が示されています。
- 抑肝散は、血管性認知症のBPSDに対する効果が報告されています。また、BPSDに対しては、少量のリスペリドンなどの非定型抗精神病薬がしばしば用いられます。

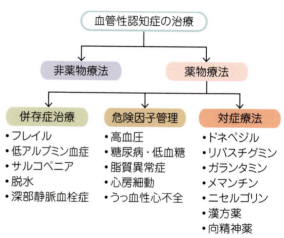

図7 血管性認知症の治療

5 血管性認知症の発症予防と危険因子

- 血管性認知症の発症予防としては、脳血管障害の予防が基盤となります。脳出血の予防は、中年期からの厳格な血圧管理が最も重要です。また、脳梗塞の再発予防は、危険因子の管理と抗血栓療法が基本です（図8）。危険因子には、高血圧、糖尿病、脂質異常症（高コレステロール血症）、うっ血性心不全、心房細動、慢性腎臓病、メタボリックシンドローム、脱水、喫煙、過度の飲酒などが含まれます。

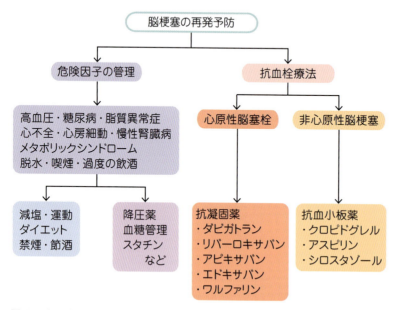

図8 脳梗塞の再発予防

- 中年期からの厳格な血圧管理は、血管性認知症の予防のみならず、老年期のAD発症にも影響を及ぼすことが明らかにされています。高血圧の高齢者を対象とした複数の大

規模臨床介入試験の結果から，厳格な降圧は血管性認知症を含めた認知症の発症や認知機能の低下を抑制することが示されています[3〜7]。

- 高用量のスタチンは，脳梗塞の再発予防に寄与することが明らかにされており，スタチンによる血管性認知症を含む認知症の発症抑制を示す報告[8]もあります。いわゆるストロングスタチンを用いた最近の介入研究では，スタチンの内服により認知症の発症が抑制されることが示されています[9]。
- 疫学研究の結果などから，心房細動は血管性認知症のみならず，ADの危険因子と見做されています[10]。非弁膜症性心房細動患者に対してワルファリンによる抗凝固療法を行ったところ，治療域内時間（TTR）が不良であるほど認知症の発症が多いことが明らかにされました。さらに，ワルファリン服用群に比べて直接経口抗凝固薬（DOAC）服用群では，脳卒中，一過性脳虚血発作および認知症の発症率が低いことも示され，抗凝固療法の重要性が見直されています[11, 12]。

CONFERENCE

脳卒中の発症を繰り返し，段階的に認知機能が低下した血管性認知症の典型例の経過を示します（図9）。

症例　79歳，男性

【既往】高血圧症，糖尿病。過去に不整脈は指摘されていない。

【家族歴】実父と祖父が脳卒中。

【生活歴】43年間，毎日40本以上の喫煙と毎晩2合の晩酌習慣があった。

【経過】8年前に注意障害を中心とした軽度の認知機能障害と構音障害を示し，左放線冠と左基底核のラクナ梗塞と診断。神経心理学的評価では，MMSE：26/30点，前頭葉機能検査（FAB）：14/18点，Trail Making Test（TMT）のPart-A：126秒で注意・集中力の低下が指摘され，Part-Bは500秒以上かかり途中で中止。実行機能障害と判定された。また，やる気スコア：19/42点で軽度の意欲減退と判定された。この時点で，高血圧症と脂質異常症の治療と抗血小板療法が開始される。6年前には左後大脳動脈領域に新たな脳梗塞が出現し，初めて非弁膜症性心房細動が明らかとなった。心原性脳塞栓症と診断され，抗凝固薬のワルファリンが追加された。新たな脳卒中イベントはないものの，4年前の頭部MRIでは右中大脳動脈領域に新たな梗塞巣を認めた。神経心理学的評価ではMMSE：22/30点，FAB：11/18点で前頭葉機能低下を認め，TMTはPart-A：164秒で注意・集中力がさらに低下し，Part-Bは教示を十分に理解できず施行困難であった。やる気スコア：16/42点で軽度の意欲減退を認めた。2年前には右中大脳動脈前方枝領域の脳梗塞に加えて，左中大脳動脈領域にも新たな脳梗塞が出現し，運動性失語症，右片麻痺，構音・嚥下障害などの脱落症状を呈した。MMSE：16/30点となり，その後は寝たきり状態に移行した。

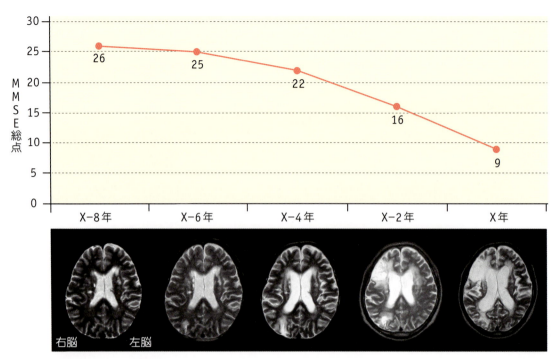

図9 脳梗塞再発により段階的進行を呈した血管性認知症典型例のMMSEの成績と頭部MRI所見の推移

AUTHOR'S EYE

1. 血管性認知症は脳血管障害に起因する認知症の総称です。脳卒中の予防が血管性認知症の予防につながることから，いわゆる「治療可能な認知症」と見做されています。
2. 特に高齢者では，脳血管病変がADなどの病理と併存することが多く，脳血管病変はADなどの変性性認知症の促進因子と考えられています。
3. ADの根本療法がいまだ臨床に供されていない現在においては，高血圧などの血管性危険因子の厳格な管理が認知症の予防・治療における実践的手段となります。

文 献

1) Gorelick PB, et al：Stroke. 2011；42(9)：2672-713.
2) Nagata K, et al：J Neurol Sci. 2012；322(1-2)：87-91.
3) Kalaria RN, et al：J Neurol Sci. 2004；226(1-2)：75-80.
4) Forette F, et al：Lancet. 1998；352(9137)：1347-51.
5) Skoog I, et al：Am J Hypertens. 2005；18(8)：1052-9.
6) Tzourio C, et al：Arch Intern Med. 2003；163(9)：1069-75.
7) Fogari R, et al：Eur J Clin Pharmacol. 2004；59(12)：863-8.
8) Fogari R, et al：J Hum Hypertens. 2006；20(3)：177-85.
9) Rea TD, et al：Arch Neurol. 2005；62(7)：1047-51.
10) Swiger KJ, et al：Mayo Clin Proc. 2013；88(11)：1213-21.
11) Kalantarian S, et al：Ann Intern Med. 2013；158(5 Pt 1)：338-46.
12) Jacobs V, et al：Heart Rhythm. 2014；11(12)：2206-13.

〈山﨑貴史，長田 乾〉

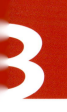

2章 認知症を原因疾患別に"識る"

レビー小体病
（パーキンソン病，レビー小体型認知症）

> **SYLLABUS**
>
> ▶レビー小体病，パーキンソン病（Parkinson's disease：PD），認知症を伴ったPD，レビー小体型認知症（dementia with Lewy bodies：DLB）などの用語に困惑していませんか？「レビー小体病」は体内にα-シヌクレインが蓄積する一連の疾患を包括的に意味する名称です。そのグループ内に，具体的な疾患としてPD（±認知症），DLBが含まれ，またここでは言及しませんが，多系統萎縮症も含まれます。名称の定義を把握した上で，各疾患の特徴・相違点を学習しましょう。

1 定義

レビー小体とは？

- レビー小体はα-シヌクレイン（α-Synuclein：α-Syn）という蛋白質が凝集したものです。脊椎動物はα-Synを有しており，特に嗅球，前頭葉，線条体，海馬などにおけるドパミン作動ニューロンのシナプス前の神経末端に存在します。α-Synの存在意義は解明されていませんが，神経細胞膜の脂質と機能的に連携していると推測されています。
- α-Syn凝集の誘因ですが，α-Synと関連している神経細胞膜の機能的な不安定さ，α-Syn関連遺伝子の変異，酸化物質によるストレス，異常リン酸化，カルシウムなど金属イオンの濃度変化といった多因子が複合的に関わっていると推測されています[1]。α-Synが神経細胞内に沈着したものをレビー小体，神経細胞突起に沈着したものをレビー神経突起と称し，両者（LB病変）はレビー小体病を特徴づける病理所見です。

レビー小体病とは？

- レビー小体病は全身病と言われています。その根拠は，LB病変が中枢神経系だけではなく，嗅神経，自律神経系，消化器，心筋，皮膚などの全身の組織に蓄積するからです。以下に述べる臨床型の違いは，もっぱらどの臓器にLB病変が蓄積するかによって決定されると言っても過言ではありません。
- LB病変により発症する疾患は，PD，DLB，多系統萎縮症が代表的ですが，そのほか，LB病変蓄積によりレム睡眠行動異常症や起立性低血圧のみを呈する症例もあります。本項では，時に区別が困難なPDとDLBについて述べます。

パーキンソン病（PD）とは？

- 「パーキンソン病」の名前は，その疾患を最初に記載したイギリスのJames Parkinson（1755～1817年）に由来します．彼はその著書"An Essay on the Shaking Palsy"の中では「パーキンソン病」とは呼ばず，「振戦麻痺（shaking palsy）」と記載しています． この疾患をパーキンソン病と命名したのはフランスの神経学者Jean-Martin Charcotでした（1888年）．

- Parkinsonは的確な観察力により，当時，既に次のように記載しています．"Involuntary tremulous motion with lessened muscular power（不随意な振戦と筋力低下が），in parts not in action and even when supported（安静状態／支えられている状態の身体部位に出現し），a propensity to bend the trunk forwards（体幹が前屈位を取りやすく），pass from a walking to a running pace（歩いているうちに走り出してしまい），senses and intellects being uninjured（一方，感覚と知能は障害されない）"．この中で後世に訂正が必要であったものは「知能は障害されない」という部分だけでした．

レビー小体型認知症（DLB）とは？

- 1817年にJames Parkinsonが「振戦麻痺」について著し，後にJean-Martin Charcotが「パーキンソン病」と命名した約100年後の1912年，Friedrich Heinrich Lewy（1885～1950年）がPD患者の黒質細胞内に特異的な蛋白沈着を発見しました．Lewy自身はこれをあまり重視しなかったようですが，PDの黒質におけるこの蛋白沈着の重要性に目を向けたのは，当時パリ大学に在籍していたロシア人のKonstantin Nikolaevich Tretiakoff（1892～1958年）でした．彼は1919年の医学博士論文（Tretiakoff K. Paris University, Paris, 1919）の中で，黒質色素細胞内の封入体を記載し，これが1912年にLewyが記載した封入体と同じであるとして，この封入体を"corps de Lewy"（レビー小体）と命名しました．

- しかし，この時点ではまだレビー小体病の概念はありませんでした．その概念の直接の発端となった論文は，小阪憲司先生ら[2]による65歳女性の症例報告でした．この症例では，56歳時に頸部の不随意運動と進行性物忘れが出現し，記憶障害と不穏状態を主訴に65歳で入院．四肢の筋強剛，腱反射亢進，高度認知症，無為，落ち着きのなさ，拒否的態度が認められました．

- 当症例は腸重積で突然死した後に剖検にふされ，大脳皮質・海馬・視床下核・黒質などに老人斑，神経原線維変化，顆粒空胞変性，平野小体，トルペド（torpedo）を多く認め，さらに黒質・視床下核・無名質・青斑核・迷走神経背側核には典型的なレビー小体（後の脳幹型LB）が，大脳皮質深層には辺縁が不明確でhaloを有さず淡く染色される好酸性・嗜銀性の細胞内封入体（レビー様小体，後の皮質型LB）がびまん性に認められました．これが新しい一疾患として認められるまでさらに25年以上を要しましたが，こ

の症例がDLBの原点と考えられます。

PDとDLBはどこが異なるのか？

- LB病変（レビー小体・レビー神経突起）が脳幹にとどまっているものはレビー小体病の脳幹型（brainstem type）と呼ばれますが，これがPDそのものです．一方，レビー小体病のびまん型（diffuse type）は脳皮質と脳幹に広くLB病変が分布しているタイプであり，DLBに相当します[3]．DLBと同様に，認知症を伴ったPD（PDD）も大脳皮質と辺縁系にLB病変が多数みられる点がPDと異なります．また，通常合併するADの病理所見（Aβ）はPDよりもPDD/DLBに多く出現し，さらにDLBでは被殻，嗅内皮質，扁桃核のAβがPDDより多いと報告されています[4]．
- これらの所見は，レビー小体病がPD/PDD/DLBからなる一連のスペクトラムを有した症候群であり，また認知レベルにはAD病理が関与することを示唆すると言えます．
- 診断基準に従うと，PDはまず身体症状（振戦，筋強剛，動作緩慢，姿勢反射異常など）が必須です（**表1**）．

表1 パーキンソン病の診断基準

1. パーキンソニズムがある
2. 脳CTまたはMRIに特異的異常がない
3. パーキンソニズムを起こす薬物・毒物への曝露がない
4. 抗パーキンソン病薬にてパーキンソニズムに改善がみられる

以上4項目を満たした場合，臨床的確実なパーキンソン病と診断する

（厚生労働省 平成27年1月1日施行の指定難病資料より）

- DLBの臨床診断基準は2017年に12年ぶりに改訂されましたが，新旧いずれの診断基準でも進行性の認知機能低下（認知症）が必須である点は共通です（**図1**[5]，**2**[6]）．さらに，旧診断基準（**図1**）[5]では中核的特徴や示唆的特徴の合併状態により臨床的確実または疑いと分類されていました．
- 一方，新診断基準（**図2**）[6]では臨床症状と検査所見（バイオマーカー所見）を明確にわけた点が特筆に値します．また，旧診断基準では示唆的特徴であったレム睡眠行動異常症が中核的特徴に格上げされた点，および「ドパミントランスポーターの異常」に加えて，「MIBG心筋シンチグラフィーの異常」と「睡眠ポリグラフ検査による筋活動抑制を伴わないレム睡眠の確認」が新規に示唆的バイオマーカーとして取り上げられた点が新診断基準の特徴です．さらに，「抗精神病薬に対する過敏性」が示唆的特徴から支持的特徴に格下げとなり，「嗅覚低下」と「過眠」が新たに支持的特徴に追加された点が目新しい変更点です．
- この改訂により，旧診断基準では低いことが指摘されていた感度の改善が期待されます．

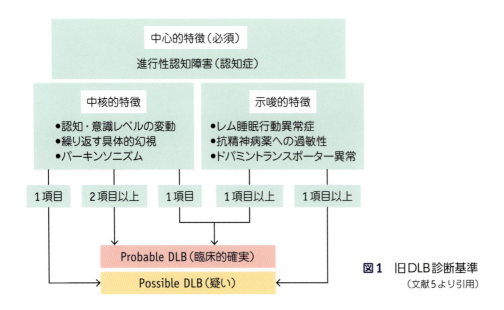

図1 旧DLB診断基準
（文献5より引用）

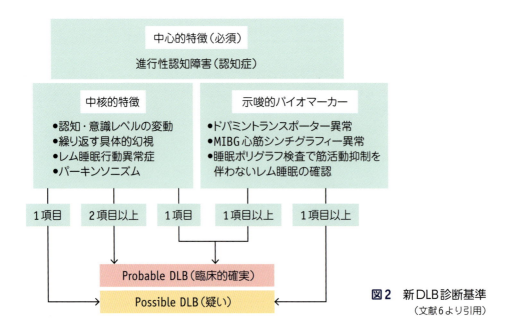

図2 新DLB診断基準
（文献6より引用）

- James Parkinsonの記載とは異なり，横断的には30％，縦断的には80％のPD患者が主に前頭葉機能，記憶，視空間処理能力の障害をきたすとされています。一部の症例はさらに認知症を発症するに至りますが，これを「認知症を伴うパーキンソン病（Parkinson's disease dementia：PDD）」と称します。
- DLBとPDDの病態がきわめて類似していることから，両者の鑑別法は操作的にならざるをえません。発症から少なくとも1年間は身体症状のみを呈し，その後認知症を発症するものをPDD，一方で認知・精神・感情症状が身体症状に相前後して，または1年以内に発症するものをDLBと診断する，という操作的取り決めを「1年ルール」と言い

ます。
- この「1年ルール」には批判が多いのですが，新DLB診断基準（図2）でも継続されています。身体症状は自覚されやすいので発症時期を比較的同定しやすいのに対して，認知機能低下の発症時期を確定することは容易でなく，PDDとDLBの鑑別が困難なことは少なくありません。新DLB診断基準では，このような場合は「レビー小体病」との総称を使うことを勧めています。
- このように，PDDとDLBの区別があいまいな現実をふまえて，この「1年ルール」に頼らずにPD/PDD/DLBを再定義しようとする提案が最近International Parkinson and Movement Disorders Societyからなされましたが[7]，それに対する反論[8]も出されており，この件についての論議は今後も続きそうです。

PDとDLBの共通症状

- 上記のような相違点はあるものの，PDとDLBは多くの症状が共通しています。これらは運動症状と非運動症状に分類されます（図3）。

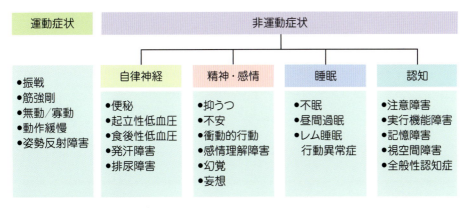

図3 PD/DLBの臨床症状

〈運動症状〉

- PDでは必須であり，DLBでは合併することもある運動症状をパーキンソニズム（parkinsonism）と称します。主に安静時振戦（動作時にもみられることがある），筋強剛（歯車様の抵抗），無動/寡動（動きが少ないこと），動作緩慢（動きが遅いこと），姿勢反射障害が代表的なものです。PDでは症状の左右差があり振戦が比較的多いのに対して，DLBでは左右差が目立たず振戦が少ない傾向にあります。

〈非運動症状〉

- レビー小体が多系統の神経系に分布することを背景に出現し，自律神経障害，嗅覚障害，精神・感情・行動障害，睡眠障害，認知障害などが含まれます。

a. 自律神経障害	便秘や食欲のむら（消化器の蠕動低下），血圧の乱高下，起立性・食後性低血圧による失神，発汗障害（下半身発汗減少・上半身多汗）とうつ熱，各種排尿障害（頻尿・排尿困難・尿失禁）
b. 精神・感情・行動障害	抑うつ（病初期にうつ病と誤診されやすい），不安（不定愁訴が多くなる），他人の感情の理解障害（特に怒り・困惑表情を理解しないため人間関係が悪化する），幻覚（幻視が多い），妄想（訂正困難な判断の誤り），衝動的行動（突然立ち上がり転倒する，病的ギャンブリング，性的逸脱行為）など
c. 睡眠障害	熟眠感がないことによる不眠の訴え（実際にはよく寝ていることが多い），昼間の過眠，レム睡眠行動異常症（深夜～明け方の大声，四肢のばたつかせ，ベッドからの転落，歩き回る）。レム睡眠行動異常症はPD/DLB発症の数年前から単独で認められることもある
d. 認知障害	主に注意・実行機能障害・視空間処理能力障害が目立ち，記憶障害はADよりも軽度な傾向がある。PD/DLBの記憶障害では，記憶貯蔵（storage）自体の障害よりも注意・実行機能障害に基づく記銘（encoding）や検索（retrieval）の障害の関与が大きいと考えられている。また，分・時，日，週，月，年単位でも意識と認知レベルが大きく変動することが特徴。診察中でも変動が観察されることは稀ではない
e. その他	身体症状発症から数年～10数年さかのぼる嗅覚低下，嗅覚障害に伴う味覚障害を呈することは少なくないが，この点に特化した病歴聴取をしないと発見できない

2 検査所見

神経心理学検査

- PD/PDD/DLBの認知症状の特徴を簡易的にとらえる方法として，言語・記憶検査（MMSE・HDS-R）に実行機能・視空間操作検査（時計描画テスト）と前頭葉機能検査（Frontal Assessment Battery：FAB）を組み合わせることが推奨されます。
- さらに詳細な検査法として，標準注意検査法（Clinical Assessment for Attention：CAT），遂行機能障害症候群の行動評価（Behavioral Assessment of the Dysexecutive Syndrome：BADS），アイオワギャンブリング課題（Iowa Gambling Task：IGT）が汎用されています。

形態画像（CT/MRI）

- PD/PDD/DLBでは，他の変性性脳疾患のような画像的特異性（例：ADにおける海馬萎縮など）を欠くことが特徴です。しかし，前述したAD病理の合併が高度であると，海馬・皮質萎縮が目立つ場合も少なくありません。

脳血流量検査（SPECT）

- 一般的にはDLBにおける後頭葉取り込み低下が有名であり、「後頭葉取り込み低下のない症例はDLBにあらず」という誤解まで生じています。確かに、DLBのADに対する血流低下部位は頭頂後頭葉[9]であるとされていますが、DLB症例中で後頭葉取り込み低下を示す割合は7割弱にすぎません[10]。正常コントロールに対するDLB/PDDの血流低下部位は前頭葉、頭頂葉、頭頂後頭葉、視床[11]であることがわかっており、決して後頭葉のみに血流低下が生じるのではないことを肝に銘じておく必要があります。なお、PDとDLBの間でSPECT上の差異はないとされています[11]。

ドパミントランスポーター（^{123}I-ioflupane）SPECT

- 黒質から線条体に向かうドパミン系に存在するドパミントランスポーターを画像化し、ドパミン系機能を評価する検査です。正常な線条体は寸胴な「勾玉」または「たらこ」状（**図4A**）に見えますが、異常を有する場合は被殻から取り込みが低下して尾状核頭が点状に見えるようになります（**図4B**）。PD/DLBでは障害されますが、ADや血管性認知症では基本的には正常であるため、鑑別診断に有用です。

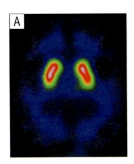

71歳女性、AD（自験例）　73歳男性、DLB（自験例）　**図4**　ドパミントランスポーターSPECT

- 一方、この検査法を用いてもPDとDLB間の鑑別は当然不可能であり、また、黒質線条体のドパミン系が同様に障害される進行性核上性麻痺、大脳皮質基底核変性症、多系統萎縮症とPD/DLBの鑑別にも役立ちません。さらに、発症時にはまだ異常はみられずその後の経過で異常が明らかになる場合、また逆に臨床症状が出現する前（prodromal stage）から異常がみられる場合があることに注意を要します。

MIBG心筋シンチグラフィー

- レビー小体病では自律神経系が障害されることを背景に、交感神経節後線維である心臓交感神経の障害を判定する検査法です。バックグラウンド（縦隔）に対する心筋の取り込みの比（心臓縦隔比）をもってその指標とします。心臓縦隔比はPD/DLBで低下しますが、自律神経に障害をきたさないAD、血管性認知症、前頭側頭葉変性症では低下

せず，またドパミントランスポーターSPECTでは異常を呈する進行性核上性麻痺，大脳皮質基底核変性症でもMIBG心筋シンチグラフィーは正常に保たれるためPD/DLBとの鑑別に有用です。
- 一方，心筋自体に障害のある場合には異常所見を呈すること，またドパミントランスポーターSPECTと同様にfalse negativeがあることに注意が必要です。

3 治療

- PD，DLBの治療薬を下記にまとめます。

PD	レボドパ＋カルビドパ/ベンセラジド配合薬，ドロキシドパ，コリン作動薬（トリヘキシフェニジルなど），アマンタジン，非麦角系ドパミンアゴニスト（ロピニロール，プラミペキソール，ロチゴチン），MAO-B阻害薬（セレギリン），COMT阻害薬（エンタカポン），ゾニサミド，イストラデフィリン，アポモルヒネ，その他，腸管蠕動促進薬（モサプリド），過活動膀胱治療薬など
DLB	コリンエステラーゼ阻害薬（アリセプト®のみ適応あり），レボドパ＋カルビドパ/ベンセラジド配合薬，ドロキシドパ（パーキンソン症候群/起立性低血圧），ミドドリン（起立性低血圧），その他，腸管蠕動促進薬（モサプリド），過活動膀胱治療薬など

4 疾患の特徴，症状と経過

- 身体症状が主たるPD/PDDと，健忘が主たるADの鑑別は比較的容易です。同様に，健忘よりも（変動する）注意・実行機能障害，幻視，パーキンソン症候群，自律神経障害，レム睡眠行動異常症が表に立つDLB症例をADから鑑別することも容易です。
- 一方，これらの特徴的な症状が目立たず，健忘と妄想を主症状とするDLBはADと鑑別することが困難です。この場合は積極的にMIBG心筋シンチグラフィーやドパミントランスポーターSPECTを施行する価値があります。
- PD/PDD/DLBの経過は個々の症例で大きく異なり，一般的な予後を論じることは困難です。広義の治療反応性には，身体症状の内容と程度（振戦が主体か無動が主体か），認知障害の重症度とそれらに対する薬効，自律神経障害の有無とその程度のほか，年齢，身体的・認知的リザーブ，運動習慣の有無と機能維持に対する意欲などの諸因子が関わります。無動が優位であり認知症と自律神経障害を合併し，高齢でフレイル・サルコペニアを有し，運動習慣がなく，機能維持に対する意欲も乏しい場合の機能・生命予後は悪いとされています。

CONFERENCE

症例　68歳，男性

【主訴】天井に虫が見える（幻視），大学の先生が手術してくれる（妄想），亡くなった兄が家の中にいる気配がする（実体的意識性），2階に娘が住んでいる（幻の同居人），自分が2人いる（誤認症候群），歩行が遅い（パーキンソン症候群）など。

【既往歴・現病歴】うつ症状で長年治療。某年初めから主訴が出現し，同年4月初診。

【現症】茫洋とした表情，無言，認知機能検査施行不能，パーキンソン症候群。

〈解説〉
- DLB典型例では十分に病歴を聴取し，DLBの可能性を念頭に置きながら診察することで容易に診断できます。

AUTHOR'S EYE

1. PDはうつ病，年齢によるもの，整形疾患（腰が悪いため）との誤診が多々みられる。
2. DLBはADと勘違いされている場合が多いことを知っておく。
3. PD/DLBに共通した診断のコツは，病歴聴取時に嗅覚障害，夜間の大声・異常行動（レム睡眠行動異常症），原因不明の失神（起立性低血圧）などをあえて聞き出すこと，診察時に軽微な錐体外路徴候（手首固化徴候）とバランス障害（retropulsion：後方突進現象）を必ず診察することである。

文献

1) Rcom-H'cheo-Gauthier AN, et al：Front Neurosci. 2016；10：570.
2) Kosaka K, et al：Acta Neuropathol. 1976；36(3)：221-33.
3) 小阪憲司，他：精神経誌. 1980；82(5)：292-311.
4) Hepp DH, et al：J Neuropathol Exp Neurol. 2016；75(10)：936-45.
5) McKeith IG, et al：Neurology. 2005；65(12)：1863-72.
6) McKeith IG, et al：Neurology. 2017；89(1)：88-100.
7) Berg D, et al：Mov Disord. 2014；29(4)：454-62.
8) Boeve BF, et al：Mov Disord. 2016；31(11)：1619-22.
9) Colloby SJ, et al：Eur J Nucl Med Mol Imaging. 2002；29(5)：615-22.
10) Tateno M, et al：Prog Neuropsychopharmacol Biol Psychiatry. 2008；32(5)：1206-9.
11) Rossi C, et al：Parkinsonism Relat Disord. 2009；15(10)：762-6.

（福井俊哉）

2章 認知症を原因疾患別に"識る"

4 前頭側頭葉変性症

> **SYLLABUS**
>
> ▶前頭側頭葉変性症（frontotemporal lobar degeneration；FTLD）は，前頭葉を中心とした大脳の前方部の神経変性により引き起こされる認知症です．記憶障害よりも人格変化や行動障害，言語障害が目立つなど，通常の認知症とは症状が大幅に異なります．本項を通して，FTLDの疾患イメージを確立しましょう．

1 前頭側頭葉変性症（FTLD）には3つの病型がある

- FTLDは前頭葉，前部側頭葉に病変の主座を有し，人格の変化や行動障害，言語障害を主症状とする変性性認知症を包括した疾患概念です．かつてはピック病と呼ばれていた疾患にほぼ相当します．
- FTLDは65歳以前に発症することが多く，若年発症の変性性認知症の中ではADについで多い疾患です．
- 脳萎縮の分布と臨床症状から，FTLDは以下の3つに分類されます（**図1**）[1]．また，各臨床型の特徴を**表1**にまとめました．

- 行動障害型前頭側頭型認知症（behavioral variant frontotemporal dementia；bvFTD）
- 進行性非流暢性失語（progressive non-fluent aphasia；PNFA）
- 意味性認知症（semantic dementia；SD）

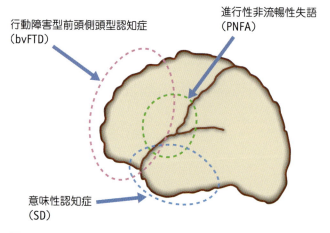

図1 FTLDの3臨床類型の主たる脳萎縮部位
破線内が各臨床類型の主たる病変部位に対応する

表1　FTLDの各臨床型の特徴

	主要病変部位	人格・行動障害	言語障害
bvFTD	前頭葉	非常に強い	軽度
PNFA	左シルビウス裂周囲	目立たない	非流暢性失語
SD	前部側頭葉	比較的強い	語義失語

- FTLDの代表的な背景病理として，FTLD-tau，FTLD-TDP，FTLD-FUSが挙げられますが，これらの背景病理と臨床症状は必ずしも1対1に対応していません。
- 欧米では30〜50%に家族歴が認められますが，本邦では大半が孤発性です。

2　bvFTDはどのような疾患か

- bvFTDは前頭葉が主として侵され，人格変化や行動障害を中心とした前頭葉症候を特徴とする病型です。性格が自分本位になり，「我が道を行く行動」と称される「周囲への気配りがない，気の赴くままの行動」が目立つようになります。その他，以下に示すような特徴的な症状を認めます。

① **脱抑制**：衝動や感情を抑えることができなくなり，欲動のままに行動することが増えます。「葬式の最中に笑い出す」「行列に割り込む」などの軽微なマナー違反から，「万引き」のような反社会的行動まで，日常生活の様々な場面で観察されます。

② **無為・無関心**：自発的に行動することが減り，全般的に活気がなくなります。自らの関心があることには熱心ですが，それ以外のことには興味を示さなくなります。

③ **共感性の喪失**：他者と一緒に喜びを分かち合ったり，その窮状に同情したり，他者の気持ちを慮って行動することができなくなります。そのため，病気で臥せている妻に平気で食事をつくるよう命じたりします。

④ **常同行動**：特定の行為，行動を繰り返す常同行動が高頻度にみられます。繰り返し膝を擦ったり，パチパチと手を叩くような単純な繰り返し動作から，「毎日同じ服ばかり好んで着る」「毎日同じコースを散歩する」というような，比較的まとまった行動まで幅広くみられます。

⑤ **食行動異常**：嗜好が変化し，甘いもの，味付けの濃い料理を好んで食べたがります。常同行動を伴うと，毎日同じものばかり食べ続けるようになります。過食もしばしばみられます。

⑥ **遂行機能障害**：前頭葉の障害により遂行機能が低下し，仕事や各種手続きなど複雑な作業に支障をきたします。一方，エピソード記憶や視空間認知機能は比較的保たれるため，初診時の認知症のスクリーニング検査が正常範囲を示すことも少なくありません。

3　筋萎縮に要注意

- FTLD，特にbvFTDの中には運動ニューロン徴候，いわゆる筋萎縮性側索硬化症（ALS）を伴う例が存在します。これは，TDP-43蛋白の異常がFTLDとALSの発現に共通して関わっていることによります。ALSを合併すると，予後が短くなるとともにケアの方法がまったく変わってきますので，FTLD患者を診察する際には，筋力低下や筋萎縮の有無を確認することが必要です。

4　bvFTDの脳画像所見の特徴（図2）

- MRIでは，前頭葉に「ナイフの刃状」と称されるような限局性で境界明瞭な強い萎縮が認められます。
- 脳血流SPECTでは，前頭葉優位の血流低下が認められます。

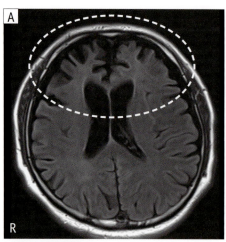 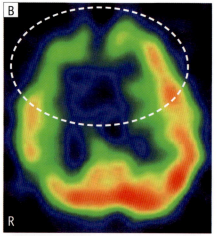

MRI FLAIR画像　　　　　　　　　　IMP-SPECT画像

図2　bvFTD症例の脳画像所見
右側優位の前頭葉の限局性萎縮ならびに脳血流低下を認める（破線内）。Rは右側を示す

5 bvFTDの診断のポイント

■表2[2)]にbvFTDの臨床診断基準を示します。

表2　RascovskyらによるbvFTDの臨床診断基準

Ⅰ．神経変性疾患（必須項目）
A．行動 および/もしくは 認知機能の進行性の悪化が経過観察中や病歴で確認されること
Ⅱ．possible bvFTD（以下のA〜Fの行動面ならびに認知面での症候のうち，少なくとも3項目が反復的もしくは持続的に認められる）
A．早期からの脱抑制行動（以下のA1〜A3のうち，少なくとも1つが必要）
A1．社会的に不適切な行動 　　A2．マナーや礼儀正しさの喪失 　　A3．衝動的，無分別，軽率な行動
B．早期からの無為，無気力（以下のB1〜B2のうち，少なくとも1つが必要）
B1．無為（アパシー） 　　B2．無気力
C．早期からの思いやりもしくは共感性の喪失（以下のC1〜C2のうち，少なくとも1つが必要）
C1．他者の窮状や感情への反応が減弱 　　C2．社会的興味，相互関係性，人としての温かみの減弱
D．早期からの保続的，常同的，強迫的/儀式的行動（以下のD1〜D3のうち，少なくとも1つが必要）
D1．単純な動作の繰り返し 　　D2．複雑な内容の強迫的もしくは儀式的行動 　　D3．常同言語
E．過食と食行動変化（以下のE1〜E3のうち，少なくとも1つが必要）
E1．嗜好の変化 　　E2．暴食，飲酒・喫煙量の増加 　　E3．口唇傾向もしくは異食
F．神経心理所見：遂行機能障害/語列挙の障害を認めるが，相対的に記憶と視空間機能は保持される（以下のF1〜F3のうち，少なくとも1つが必要）
F1．遂行機能の障害 　　F2．エピソード記憶は比較的保たれる 　　F3．視空間機能は比較的保たれる
Ⅲ．probable bvFTD（以下のA〜Cのすべてが必要）
A．possible bvFTDの診断基準に合致
B．明らかな機能低下がある（介護者からの報告，またはClinical Dementia Rating ScaleやFunctional Activities Questionnaireで確認される）
C．bvFTDに合致した画像所見（以下のC1〜C2のうち，少なくとも1つが必要）
C1．前頭葉 および/もしくは 前部側頭葉の萎縮がMRIもしくはCTで示される 　　C2．前頭葉 および/もしくは 前部側頭葉の血流低下もしくは代謝低下がPETもしくはSPECTで示される
Ⅱ．A〜Dの「早期から」とは，発症から3年以内に認められることを意味する

（文献2より抜粋，筆者が翻訳）

■診断において特に注意が必要なのは，人格・行動障害を主症状とし記憶がおおむね保たれているbvFTD患者は，躁うつ病や統合失調症などの精神疾患との鑑別が難しいことです．躁病でしばしばみられる浪費や性欲亢進がbvFTDの脱抑制と間違えられたり，

うつ病の意欲低下がbvFTDの無為・無関心と混同されがちです。
- 実臨床では，専門医でさえも鑑別が難しいケースもありますので，bvFTDが少しでも疑われる場合は積極的に専門医に紹介するのがよいでしょう。

6　bvFTD患者は粗暴なのか？

- 医療従事者の間では"bvFTD（ピック病）＝粗暴（危険）"との思い込みがありますが，bvFTD患者が理由もなく暴力的になることは稀であり，bvFTDだからといって過度に警戒する必要はありません。
- 暴力は「我が道を行く行動」や「常同行動」が遮られたときに生じやすい傾向にあります。

7　PNFAはどのような疾患か

- PNFAでは左側優位にシルビウス裂周囲が侵され（図1），非流暢性の失語が生じます。失語の特徴として，発話が努力性で速度が遅くなり，発音が不明瞭になるような発語面の障害が中心で，言語理解は比較的保たれます。
- 障害が言語領域のみに限局するため，日常生活はおおむね自立しており，bvFTDでみられるような行動障害は進行期に至るまで目立ちません。

8　SDはどのような疾患か

- SDは主として側頭葉の前方から底面にかけて侵され（図1），意味記憶の障害を特徴とします。
- SDの最も特徴的な症状は「語義失語」と呼ばれる言語の障害です。患者は，物の名前が言えなくなるだけではなく，その名前を聞いても何を意味するのかわからなくなります。たとえば，「利き手はどちらですか？」という質問に対して「キキテって何ですか？」と答えたりします。PNFAとは異なり発語面での障害は認めませんので，わからない言葉を「あれ，これ，それ」で補いながら流暢に話すため，言語障害の存在に気づかれていないことも少なくありません。
- 側頭葉の萎縮には多くの場合左右差があり，右側の萎縮が強い例では，顔を見てもそれが誰なのかわからなくなる相貌認知障害がみられます。
- SDでは常同行動や，食行動異常などの行動障害が早い段階から認められます。人格面においても，感情的な温かみを欠き周囲の人々への共感性が失われるなど，bvFTDと類似の人格・行動変化を認めます。
- 言語障害に対する自覚はあり，「言葉がわからなくなった」「脳がバカになった」と訴える例をよく経験します。

- SD患者のMRI所見における最大の特徴は，側頭葉の前方部に限局した脳萎縮です（図3）。

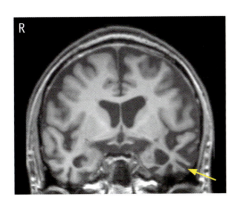

図3　SD症例のMRI MPRAGE冠状断像
左側優位の側頭葉に限局したナイフの刃状の脳萎縮を認める（矢印）。Rは右側を示す

9　FTLDの薬物療法

- FTLDの変性過程に直接作用し，病気の進行を抑制するような根本治療薬は存在せず，対症療法が中心となります。
- FTLDの常同行動，うつ，食行動異常に対して選択的セロトニン再取り込み阻害薬（SSRI）の有効性が報告されています[3]。また，興奮，暴力，脱抑制が激しい場合は少量の抗精神病薬を使用することもありますが，用量設定が難しいので，薬物治療が必要となる場合は認知症専門医に紹介するのがよいでしょう。
- ADの治療薬であるコリンエステラーゼ阻害薬[4]やメマンチン[5]は，その有効性が実証されていないだけではなく，行動障害の悪化や認知機能低下などの副作用も報告されていますので，安易な使用は控えましょう。

10　FTLDの非薬物療法

- FTLDは他の認知症疾患とは症状が大幅に異なるため，病態説明や対応方法の指導などの介護者教育を念入りに実施します。
- 患者は自分の思い通りに行動している間は精神的に安定していますので，可能な限り本人のペースで行動できるように環境を調整します。万引きなどの反社会的行動が顕著な場合は，デイサービス通所や短期入院を検討します。
- 2015年7月から，65歳以下で発症したbvFTDとSDは難病指定されましたので，これらの疾患を診断したときは指定難病であることを家族にお伝えしましょう。
- 以下に，FTLD患者への対応を工夫したことで，在宅介護を継続できた例を示します。

　毎日同じコースを散歩する途中に，決まった店で同じパンを盗む，あるbvFTD患者の行動が問題となりました。そこで家族は店の主人に患者の病状を説明し，あらかじめお金を支払っておき患者がくればパンを渡すように手配したことで，在宅介護の継続が可能となりました。

Conference

症例 55歳, 男性

【既往歴, 家族歴】特記事項なし

【現病歴】公務員として働いていたが, X-3年頃より仕事のミスが増えるとともに, 仕事中にもかかわらず断りもなく車で外出するようになった。同時期から怒りっぽくなる, 親しい友人の死や実母の病気に無関心になるといった性格変化がみられるようにもなった。X-2年頃からは, 夜中に玩具店へ頻繁に出かけ, その都度ミニカーを買ってきたり, 夜中まで菓子を食べ続けるような行動の変化が目立ってきた。A医院を受診したところ, うつ病を疑われて数カ月間抗うつ薬の処方を受けたが, 症状は改善しなかった。X年になり, 仕事がまったく手につかなくなったため, 精査目的で当院入院となった。

【現症】入院中, 疎通は表面的で, 自分の興味のあることを一方的に話し続けるという様子であった。考え不精のため, 質問に対して熟考することなく即答していた。日中はほぼ自室でTVを観て過ごすなど意欲・活動性の低下が顕著であり, 「どこも悪くありません。仕事もきちんとできています」と話すなど, 病識は欠如していた。他の病棟のシャワーを無断で使用するといった脱抑制行動がみられ, 注意しても意に介さず, 同じ行動を繰り返した。病棟生活において明らかな健忘は認められず, MMSEは19点であった。図2はこの患者の脳画像所見である。臨床症候ならびに脳画像所見からbvFTDと診断した。

〈解 説〉
- 本例では, 我が道を行く行動（仕事中に断りもなく車で外出する）, 共感性の喪失（人の死や実母の病気に無関心になる）, 常同行動（ミニカーの購入）, 食行動異常（夜中まで菓子を食べ続ける）, 無為, 脱抑制などbvFTDに特徴的な症状を認めています。本例を通して, bvFTDのイメージを確立しましょう。

Author's eye

1. FTLDは前頭側頭葉の萎縮により, 人格変化や行動障害, 言語障害を進行性にきたす疾患である。
2. 通常の認知症とは症状が大きく異なるため, 診断や治療, ケアが難しい疾患である。
3. FTLDが疑われた場合, 一度は認知症専門医に紹介する。

文 献

1) Neary D, et al：Neurology. 1998；51(6)：1546-54.
2) Rascovsky K, et al：Brain. 2011；134(Pt 9)：2456-77.
3) Swartz JR, et al：J Clin Psychiatry. 1997；58(5)：212-6.
4) Mendez MF, et al：Am J Geriatr Psychiatry. 2007；15(1)：84-7.
5) Boxer AL, et al：Lancet Neurol. 2013；12(2)：149-56.

（橋本 衛）

2章 認知症を原因疾患別に"識る"

5 その他のパーキンソニズムを伴う認知症

> **SYLLABUS**
> ▶ レビー小体型認知症，血管性認知症，正常圧水頭症はすべてパーキンソン症候群を伴う認知症ですが，ここでは他項では取り上げられていない進行性核上性麻痺（PSP）と大脳皮質基底核変性症（CBD）について解説します。

1 定義

- PSPとCBDはそれぞれ特異的な症状を呈しますが，両者とも4リピートタウを有するタウオパチーである点で共通し，ある程度の臨床的共通性を有することがポイントです。

進行性核上性麻痺（PSP）

①病理

- 視床下核，淡蒼球，黒質，赤核，脳幹被蓋，小脳歯状核の神経細胞脱落と異常リン酸化タウの沈着を特徴とします。神経細胞，アストロサイト，オリゴデンドログリア内のタウ沈着はそれぞれ，globose neurofibrillary change（渦巻き型神経原線維変化），tuft-shaped astrocytes（房状アストロサイト），coiled bodies（コイル小体）と称され，特に最初の2所見はPSPに特異的な所見とされています。

②身体症状

- PSPは身体症状の特徴から以下の4つのタイプに大きく分類されます。

  - **Steele-Richardson-Olszewski 型（PSP-RS (Richardson syndrome)）**
  原著[1]の著者名がついた最も古典的な病型です。中年以降に発症し，垂直方向の眼球運動障害と衝動性眼球運動障害，頸部後屈，頸部に高度の筋強剛，頸部より軽度で左右差のない四肢筋強剛，構音・嚥下障害，小歩・動作緩慢・無動，初期からの姿勢反射障害，尿失禁などのPSPとして典型的な身体症状を呈します。厚生労働省の「進行性核上性麻痺の診断基準」（**表1**）の内容はPSP-RSの病態にほぼ合致します。

  - **PSP-パーキンソニズム型（PSP-P）**
  PSP-RSの特徴が目立たず，振戦があり，症状の左右差が明確でレボドパが有効であることからPDとの鑑別が困難な場合があります。

  - **PSP-小脳失調型（PSP-C）**
  PSP-RSの特徴はなく，小脳性運動失調症が目立つことから，脊髄小脳変性症や多系統萎縮症との鑑別に注意が必要です。

  - **純粋無動型（pure akinesia）**
  高度のすくみ足が唯一の臨床症状であり，ほかの臨床型の特徴は有さず，レボドパは無効です。

表1　進行性核上性麻痺の診断基準

1) 40歳以降の発症，緩徐進行性
2) 主要症候
   ① 垂直性核上性眼球運動障害（初期は垂直性眼球運動の緩徐化，後に垂直方向注視麻痺）
   ② 発症早期からの姿勢反射異常・易転倒性
   ③ ほぼ対称性の無動あるいは筋強剛（四肢末梢よりも体幹部や頸部に目立つ）
3) その他の症候
   ① 進行性構音障害・嚥下障害
   ② 前頭葉性の進行性認知障害（思考緩慢，想起障害，意欲低下など）
4) 形態画像所見
   ① 中脳被蓋部・脳幹部の萎縮，第三脳室の拡大（進行例）
5) 除外項目
   ① レボドパが著効（パーキンソン病の除外）
   ② 初期からの自律神経障害の存在（多系統萎縮症の除外）
   ③ 顕著な多発ニューロパチー（末梢神経障害による運動障害・眼球運動障害の除外）
   ④ 肢節運動失行，皮質性感覚障害，他人の手徴候，著しい左右差の存在（大脳皮質基底核変性症の除外）
   ⑤ 脳血管障害，脳炎，外傷など明らかな原因による疾患
6) 判定：次のすべての条件を満たすものを進行性核上性麻痺と診断
   ① 1) を満たす
   ② 2) の2項目以上または2) の1項目および3) の1項目以上があり，他疾患が除外可能

（厚生労働省 平成27年1月1日施行の指定難病資料より改変）

③認知症状

- PSPの認知症状と前述の表現型の関連はまだ明らかにされていません。また，症例によって認知症状の内容も異なることに注意が必要です。アパシー，衝動性，易怒性が目立ち，幻覚，妄想は少ないとされています[2]。ADに代表される海馬性記憶障害とは異なり，思考緩慢，実行機能障害，考え不精，反響言語/行為（相手の言葉や動作を反射的に繰り返す），把握反射（手掌への刺激で手指が屈曲する），本能性把握反応（視覚・触覚的刺激をつかもうと追いかける）とその発展形であるreaching（目の前の物品や診察医の身体に手を伸ばしてくる）などの，前頭葉機能低下を主体とした認知症状が特徴的です。古典的には，ADの「皮質性認知症」に対して「皮質下性認知症」[3]と呼ばれます。
- 一方，原発性進行性失語の1病態である「進行性非流暢性失語」の原因病理の半数はタウオパチーであることが知られており，PSPは次に述べるCBDとともにその原因疾患であるとされています。その点から，PSPもCBDとともに前頭側頭葉変性症との異同が問題となります。

大脳皮質基底核変性症（CBD）

①病理

- 左右差のある前頭・頭頂葉（特に中心溝周囲）の大脳皮質萎縮，および淡蒼球，視床下核，歯状核の変性がみられます。顕微鏡所見としては，大脳皮質におけるballooned

表2 大脳皮質基底核変性症の診断基準

1) 中年期以降の発症，緩徐進行性，罹病期間1年以上
2) 錐体外路徴候
   ① 非対称性の四肢の筋強剛・無動
   ② 非対称性の四肢のジストニア
   ③ 非対称性の四肢のミオクローヌス
3) 大脳皮質徴候
   ① 口腔失行・四肢失行
   ② 皮質性感覚障害
   ③ 他人の手徴候（単なる上肢挙上は他人の手現象としては不十分）
4) 除外すべき疾患・検査所見
   ① パーキンソン病，レビー小体病
   ② 進行性核上性麻痺
   ③ 多系統萎縮症（特に線条体黒質変性症）
   ④ アルツハイマー病
   ⑤ 筋萎縮性側索硬化症
   ⑥ 意味型失語，あるいはロゴペニック型原発性進行性失語
   ⑦ 局所性脳器質的病変
5) 判定：次のすべての条件を満たすものを大脳皮質基底核変性症と診断
   ① 1)を満たす
   ② 2)の2項目以上がある
   ③ 3)の2項目以上がある
   ④ 4)を満たす（他疾患を除外できる）

（厚生労働省 平成27年1月1日施行の指定難病資料より改変）

neuron（風船様腫大神経細胞：いわゆるPick細胞）と神経細胞，アストロサイト，オリゴデンドログリア内の異常リン酸化タウの蓄積を特徴とします。アストロサイトの突起遠位部のタウ沈着はastrocytic plaque（アストロサイト斑）と称され，CBDを特徴づける病理所見とされています。他方，CBDはPick病と病理学的に近似性があり，Constantinidisら[4]によるPick病の病理分類の中で，ballooned neuron（Pick細胞）を有するがPick球を欠くものをPick病 type Bとしましたが，これがCBDの病理所見に一致します。

- 一方，臨床的には典型的なCBDであっても，その原因としてAD，DLB，クロイツフェルト・ヤコブ病が含まれることがわかってきました。CBD臨床症状が必ずしもCBD病理に基づくとは限らないことから，最近はこの臨床・病理集合を"corticobasal syndrome（CBS）"と称し，臨床症状−病理所見の乖離を避けようとする考え方が主流になっています。

② 身体症状

- Rebeizら[5]の初報告では，非対称性の筋強剛，観念運動失行，皮質性感覚障害（例：紙やすりの粗い・細かいの差がわからない），ミオクローヌス，ジストニア，alien hand signが記載されています。厚生労働省の「大脳皮質基底核変性症の診断基準」を**表2**に示します。その内容は，中年発症・緩徐進行性疾患，左右非対称性でレボドパ無効の錐

体外路徴候（筋強剛・無動，ジストニア，ミオクローヌス），大脳皮質徴候（皮質性構音障害，失語，失行，皮質性感覚障害，alien hand sign）と要約されますが，錐体路徴候（四肢痙性，深部腱反射亢進，病的反射）の存在も重要です。

③認知症状

- CBDは前頭葉機能障害，肢節運動失行・観念運動失行，視空間認知・構成障害[6]とともに，原発性進行性失語の1タイプである進行性非流暢性失語の原因疾患としてPSPと同様に重要視されています。一方，発症時に易転倒性，歩行障害，核上性眼球運動障害が認められ，CBDとPSPの初期鑑別が困難な症例も少なくありません。

2　検査所見と治療内容

PSPの検査所見

- **形態的画像**：中脳被蓋萎縮（水平断では中脳のmickey mouse sign[*1]/morning glory sign[*2]，矢状断では中脳四丘体の萎縮によりhumming bird sign[*3]），第三脳室の円形拡大（insulaの萎縮を反映），前頭葉・側頭葉の対称性萎縮，小脳・上小脳脚萎縮が特徴です。
    - ＊1：ミッキーマウスの顔のようにみえる
    - ＊2：朝顔のように下部（被蓋）がすぼまっている
    - ＊3：前額部が張り出していないハチドリの横顔のようにみえる

- **SPECT**：主に前頭葉の取り込み低下がみられます。
- **核医学検査**：ドパミントランスポーター（^{123}I-ioflupane）SPECTではPD/DLBと同様に線条体の取り込み低下がみられます。PSPではMIBG心筋シンチグラフィーに異常はありませんのでこれらの疾患との鑑別診断に有用です。

CBDの検査所見

- **形態的画像・SPECT**：臨床症状に呼応して左右差が強いことが特徴とされていますが，発症直後には非対称性が目立たない場合もあります。脳萎縮・血流低下部位は症状と反対側の中心領域（前頭葉後部〜頭頂葉前方部の中心溝周囲）に目立ちます。
- **核医学検査**：PSPと同じく，ドパミントランスポーターSPECTでは線条体の取り込み低下がみられますが，MIBG心筋シンチグラフィーに異常はありません。

治療内容

- **PSP**：レボドパが用いられますが有効率は30〜40％と低率です。
- **CBD**：定義にもありますがレボドパは無効です。四肢痙性に対する筋弛緩薬，高度ジストニアに対するボツリヌス治療を行う場合もあります。

3 疾患の症状と経過――PDとの鑑別ポイント

- **PSP**：PSP-RS, PSP-Cは臨床症状からPDとの鑑別が比較的容易です。しかし，PSP-Pと純粋無動型をPDから鑑別することが困難な場合は，MIBG心筋シンチグラフィーが有効です。
- **CBD**：仔細に診察することにより，錐体外路徴候だけではなく錐体路徴候も存在すること，レボドパがまったく無効であること，各種の皮質症状を伴うこと，画像上の左右差が大きいことなどからPDとの鑑別は困難ではありません。しかし，CBDの可能性を念頭に置かない場合には容易に混同されます。
- PSP/CBDともに進行性であり，有効な治療法がなく，機能・生命予後は不良です。

CONFERENCE

症例① 72歳，女性（PSP）

【現病歴】初診の2～3年前から発話量が減少し，平坦な場所でも転びやすくなった。半年前から何かを質問してもすぐに返事ができなくなり，最近では体の動きも硬く，「おしっこがしたい」と何十回と繰り返し，夫のなだめにも応じようとしない。

【現症】意識は清明であるが反応に乏しく，注意障害とアパシーが高度。何の脈絡もなく衝動的に「おしっこです，おしっこが出ます」と発言する。眼球は上下転せず水平方向の運動も非滑動的。急速眼球運動も高度に障害され，頭全体を回して標的を見ようとする。伏目がちなパーキンソン病顔貌とは異なり，瞬目が少なく常に目を見開いて凝視しているような特異な顔貌を呈し，また能面のように無表情である。やや早口ではあるがPDとは対照的に小声ではない。構音障害と嚥下障害は認めない。上肢には左右対称性に固縮を認める。後頸部の筋緊張が高度に亢進しており，常に顎を出して首を若干後屈させた姿勢を取っている（axial dystonia）。右優位のわずかな安静時振戦をときどき認める。腱反射は左右対称性に軽度亢進しているが，病的反射はみられず，感覚障害もない。無動，動作緩慢が著明であり小歩である。突進現象（pulsion）は各方向に陽性であり，姿勢反射が誘発されず棒のように倒れそうになる。HDS-R：16/30点。脳MRIで，両側前頭葉・側頭葉の中等度～高度萎縮，側脳室体部・下角の拡大，第三脳室の円形拡大を認める。中脳被蓋に萎縮があり（**図1A**），矢状断は"hummingbird sign"を示す（**図1B**丸印，挿画はハチドリ）。SPECTでは両側前頭葉上部の取り込み低下を認めた。

〈解説〉

- PSP-RSに相当する典型例であり，診断は比較的容易です。一方，前述した通り，PSP-P，PSP-C，純粋無動型はPSP-RSの特徴を欠くため，発病当初にPSPと診断することは困難です。

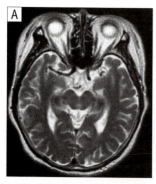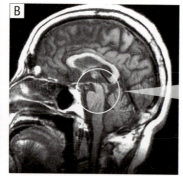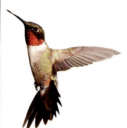

図1 PSP症例の脳MRI画像

> ### 症例② 57歳，女性（CBD）
>
> 【既往歴・現病歴】某年8月のインプラント手術後から話しにくくなり，しだいに悪化したため翌年4月に初診。
>
> 【現症】発話スピードの明らかな低下，浮動的な音韻の誤りにより軽度の発語失行（構音プログラミング障害：中心前回下部の皮質障害による）と診断。一方，認知機能は正常であり（HDS-R：30/30点），構音器官の運動障害，失語，口・顔面失行，四肢失行，錐体路・錐体外路徴候を認めなかった。初診時は本人の希望により脳画像検査は施行せず経過観察となった。初診2年後に発話困難が増悪したため再受診。発語失行は初診時よりも悪化しており，手首固化徴候が右優位両側で陽性（錐体外路徴候），さらに下顎反射亢進・両側四肢腱反射亢進・両側足底反射消失を認めた（錐体路徴候）。失語，発語失行以外の失行，皮質性感覚障害はなかった。同時期の脳MRIでは半卵円中心に小ラクナを認めるが皮質萎縮はなし（図2A）。同年のSPECT（図2B）では，左優位前頭葉穹窿面と右優位頭頂葉上部に取り込み低下（円内）を認めた。
>
> 〈解説〉
> ■ 発語失行で発症し，当初は身体症状を欠き，臨床症状の非対称性に対応する画像所見の左右差が顕著ではなかったことがポイントです。このような症例はCBDと診断されにくい可能性があり注意が必要です。

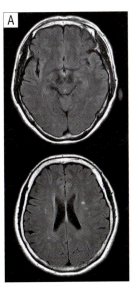 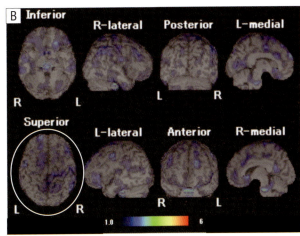

脳MRI画像　　SPECT画像

図2　CBD症例の画像検査所見
当症例では左右差は明らかではない

Author's Eye

1. PSPは臨床型が多彩であることから，典型的なPSP-RS以外のPSP診断は意外と困難であると思われ，PD/DLBとの鑑別が必要な場合は積極的に核医学検査を行う必要がある。
2. CBDはPDと錐体外路徴候は共有するが，レボドパの効果がないこと，錐体路徴候と皮質症状を伴う点で鑑別される。しかし，初期に錐体外路徴候のみを呈する場合には両者が混同されることも稀ではない。

文献

1) Richardson JC, et al：Trans Am Neurol Assoc. 1963；88：25-9.
2) Gersteneckera A, et al：Psychiatry Res. 2013；210(3)：1205-10.
3) Albert ML, et al：J Neurol Neurosurg Psychiatry. 1974；37(2)：121-30.
4) Constantinidis J, et al：Eur Neurol. 1974；11(4)：208-17.
5) Rebeiz JJ, et al：Arch Neurol. 1968；18(1)：20-33.
6) Graham NL, et al：Mov Disord. 2003；18(11)：1224-32.

〈福井俊哉〉

2章 認知症を原因疾患別に"識る"

正常圧水頭症

> **SYLLABUS**
>
> ▶水頭症というと頭囲の拡大した小児の病気を思い浮かべるかもしれません。本項では水頭症についての知識を整理しましょう。正常圧水頭症（NPH）は治療可能な認知症の筆頭に挙げられますが，その診断は困難な場合があります。まずは疑うことが重要です。正常圧水頭症の特徴について再確認し，早期に診断する技を身につけましょう。

1 水頭症とは

- 水頭症とは頭蓋内に髄液が過剰に溜まった状態で，そのために脳室が拡大します。髄液貯留の機序として想定されるのは，①産生過剰，②吸収障害，③通過障害です。
- 急激な髄液貯留は頭蓋内圧の亢進を伴い，脳ヘルニアを起こします。この場合は，脳室ドレナージ等の緊急手術が必要となります。
- 水頭症は，①交通性と非交通性，②先天性と続発性，③高圧性と正常圧に分類されます。

> ①交通性と非交通性
> 交通性水頭症：脳室系とくも膜下腔が交通している水頭症で，脳室系がすべて拡大。髄膜炎，くも膜下出血（外傷性も含む）等に続発した髄液吸収障害が原因と考えられる
> 非交通性水頭症：脳室系の閉塞により生じる。閉塞部位より上流の脳室は拡大するが，下流の脳室は拡大しない
> ②先天性と続発性
> 先天性水頭症：水頭症の原因が出生前にある
> 続発性水頭症：腫瘍，くも膜下出血，脳室内出血，髄膜炎，頭部外傷に続発して発生
> ③高圧性と正常圧
> 高圧性水頭症：急性期，進行性の水頭症は一般的に頭蓋内圧が高い
> 正常圧水頭症：脳室拡大があるにもかかわらず，髄液圧が正常範囲にある水頭症

- 治療可能な正常圧水頭症（normal pressure hydrocephalus；NPH）は，1965年に初めて報告されました[1, 2]。それは，歩行障害，認知障害，尿失禁を三徴候とした症候群で，脳室は拡大していましたが髄液圧は正常で，髄液シャント術で症状の改善を認める症例でした。
- NPHには，原因の明らかな続発性正常圧水頭症（secondary normal pressure hy-

drocephalus；sNPH）と原因不明の特発性正常圧水頭症（idiopathic pressure hydrocephalus；iNPH）があります。
- sNPHはくも膜下出血，髄膜炎，頭部外傷などに続発して起こり，進行性の脳室拡大とともに歩行障害，認知障害，尿失禁などの症状がみられるようになります。
- iNPHは特に高齢者にみられますが，明らかな先行疾患がなく，上記の三徴候も高齢者では非特異的な症状であるため診断が困難です。

2 正常圧水頭症（NPH）の特徴

- わが国におけるNPHの調査では，くも膜下出血後のsNPHが最も多く60％以上，ついでiNPHが10％と報告されています。
- くも膜下出血後のsNPHでは，症状発現が約1カ月後に認められます。
- iNPHの好発年齢は70～80歳代で，数年かけて症状発現がみられます。
- 歩行障害は開脚歩行，小刻み，摺り足が特徴で，方向転換も困難です。PDでも小刻み・摺り足となりますが，開脚歩行にはなりません。転倒を繰り返す高齢者を診察したときは，iNPHも鑑別診断に入れて下さい。
- NPHの認知障害は，前頭葉機能障害が主体と言われています。そのため，初期には無関心，注意力の低下，動作の緩慢さが目立ちます。進行すると認知機能全般が低下します。高齢者ではアルツハイマー型認知症との合併もありますので，診断は困難です。
- 尿失禁はNPHの症状として記載されていますが，必ずしも失禁するわけではなく，排尿障害として尿漏れ・頻尿が現れることがあります。高齢者の診断では泌尿器科的な診察も必要となります。
- 表1[3,4]に，特発性正常圧水頭症診療ガイドライン作成委員会が作成した，iNPHの三徴候の重症度分類尺度を示します。

表1 iNPH Grading Scale

重症度	歩行障害	認知障害	排尿障害
0	正常	正常	正常
1	ふらつき，歩行障害の自覚のみ	注意・記憶障害の自覚のみ	頻尿，または尿意切迫
2	歩行障害を認めるが，補助器具（杖，手すり，歩行器）なしで自立歩行可能	注意・記憶障害を認めるが，時間・場所の見当識は良好	時折の尿失禁（1～3回／週以上）
3	補助器具や介助がなければ歩行不能	時間・場所の見当識障害を認める	頻回の尿失禁（1回／日以上）
4	歩行不能	状況に対する見当識はまったくない，または意味ある会話が成立しない	膀胱機能のコントロールがほとんどまたはまったく不可能

（文献3，4をもとに作成）

3 診断に役立つ検査所見

- 認知機能の全般的評価には，MMSE，HDS-R等を実施します。また，前頭葉機能を評価するために，Frontal Assessment Battery（FAB）を用いることもあります。
- NPHでは，見当識障害，記憶障害よりも注意障害が前面に出ます。注意障害の評価にはTrail Making Test（TMT）が有用と言われていますが，連続した計算をさせたときや指示動作に対する反応等でも評価できます。
- CT，MRI検査等の形態的評価は，NPHの診断には必須です。脳室拡大の評価は，Evans index（両側側脳室前角間最大幅/その部位における頭蓋内腔最大幅）で行い，0.3を超えることが条件となります（図1）。
- iNPHの多くの症例で脳室拡大だけではなく，シルビウス裂や脳底槽の拡大とともに，高位円蓋部や大脳半球間裂後半部の狭小化という特徴的な所見（disproportionately enlarged subarachnoid-space hydrocephalus；DESH）[5]を有することから，iNPHの診断に有用とされています（図2）。
- 一方で，DESHを伴わないiNPHも存在するという議論があり，それをnon-DESH型と分類しています。

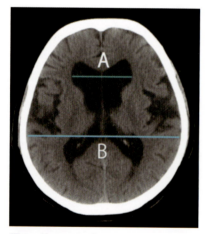

図1　Evans index
Aが両側側脳室前角間最大幅，Bがその部位における頭蓋内腔最大幅を示す。この症例ではEvans index＝0.4

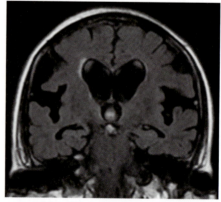

図2　図1と同一症例のMRI冠状断像
シルビウス裂開大，高位円蓋部の脳溝狭小化が観察される

- 先天性水頭症でありながら，症状が遅発性に出現する例として，long-standing overt ventriculomegaly in adults（LOVA）[6]やBlake's pouch cyst[7]などがあります。
- MRIでDESHの特徴を有する無症候性脳室拡大（asymptomatic ventriculomegaly with features of iNPH on MRI；AVIM）[8]が報告されています。AVIMはiNPHのリスクファクターあるいは前段階の可能性があるとのことです。
- 脳血流SPECTでは脳梁周囲，シルビウス裂周囲での集積低下がみられ[9]，大脳皮質で

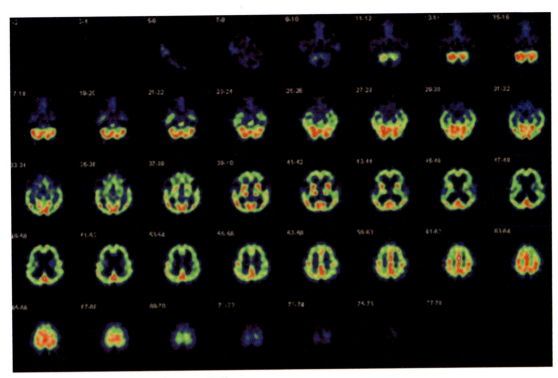

図3 図1と同一症例の脳血流SPECT画像
正中部皮質，高位円蓋部の集積が目立つ

はアルツハイマー型認知症と異なり，前方優位の低下が認められます。
- また，高位円蓋部，正中部皮質の血流が増加します。これは高位円蓋部，正中部皮質が脳室拡大により圧迫され，相対的に灰白質密度が高いことを反映していると解釈されています[9]（**図3**）。
- 髄液排除試験にはタップテストとドレナージテストがあります。これらは，NPHの診断に有用です。ドレナージテストはタップテストに比べ侵襲性が高く，また髄液漏れなど感染の危険もありますが，持続的に髄液を排除するため，シャント手術を実施したときとより近い状況を作り出せます。
- 腰椎穿刺後，まずは初圧を測定します。髄液は無色透明で，髄液圧の正常上限については200mmH$_2$Oとされています。
- タップテストに際して，当院では髄液排除の効率，検査後の穿刺部位からの漏出を期待して19Gの腰椎穿刺針を使用しています。また，排除する脳脊髄液量は30mL以上を目標としています。
- 髄液排除試験の際には，脊柱管狭窄がないこと，Queckenstedtテストで髄液通過性が良好であることを確認する必要があります。
- 髄液排除試験陽性の判定基準は，基本的には臨床症状です。歩行障害の判定にはアップアンドゴー（Timed Up and Go）テスト，認知機能の判定にはMMSEなどを利用します。

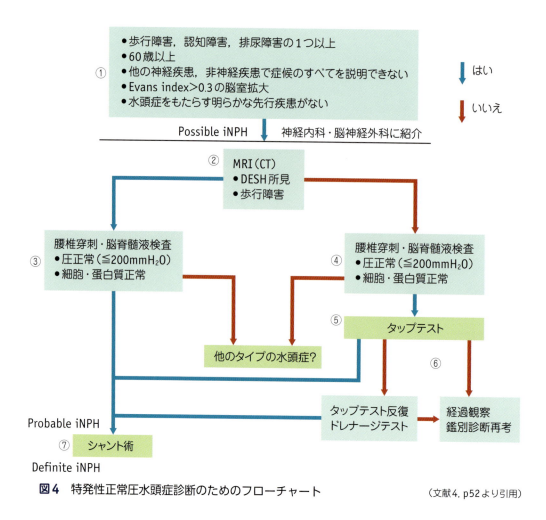

図4 特発性正常圧水頭症診断のためのフローチャート　　　（文献4, p52より引用）

- 図4[4]にiNPH診断のためのフローチャートを示します。iNPHは髄液シャント術を施行し，その効果を認めたときに初めて確定診断ができる病気です。
- アルツハイマー型認知症と鑑別するために，保険収載されている髄液リン酸化タウを測定します。

4　鑑別診断

- NPHの診断は臨床症状と画像診断によってなされます。臨床的に，①認知障害をきたす疾患，②歩行障害をきたす疾患，③認知障害と歩行障害の両方をきたす疾患との鑑別が必要になります。
- 画像的には脳室拡大をきたす疾患との鑑別が重要となります。
- アルツハイマー型認知症は頻度が高く，鑑別が重要です。臨床的には認知障害をきたし，画像的には脳が萎縮してくるため，相対的に脳室が拡大してみえます。
- 認知障害に関して，アルツハイマー型認知症では早期には前頭葉機能障害を認めませ

ん．記憶課題に関して，アルツハイマー型認知症では再生・再認ともに障害されますが，NPHでは再認の障害は軽いと言われています．
- 歩行障害に関しては，パーキンソン病またはパーキンソニズムとの鑑別が重要になります．NPHの歩行はパーキンソン病の歩行と似てはいますが，パーキンソン病ではきっかけにより歩幅が増大し，時間あたりの歩数も増加しますが，NPHではそのような効果は少なく，鑑別に役立ちます．
- パーキンソン病との鑑別のため，レボドパを試しに処方し，効果があればパーキンソン病の可能性が高いと言えます．
- 認知障害と歩行障害をきたす疾患には，レビー小体型認知症，進行性核上性麻痺，多系統萎縮症，大脳皮質基底核変性症などがあります．
- パーキンソン病，レビー小体型認知症の鑑別には，DaTSCANやMIBG心筋シンチグラフィーが有用です（☞1章9）．DaTSCANでは進行性核上性麻痺，多系統萎縮症でも集積低下がみられます．進行性核上性麻痺ではMRI上，脳室拡大が疑われる場合があります．進行とともに垂直性眼球運動障害，嚥下障害が認められ，鑑別に役立ちます．また，進行例ではMRI矢状断で中脳被蓋の萎縮が認められ，hummingbird signとして知られています．
- 歩行障害に関しては，脊椎疾患，膝関節等の下肢関節疾患も鑑別対象になります．尿失禁に関しては泌尿器科疾患も鑑別対象になります．
- 鑑別を前提に述べましたが，実臨床では合併も多く認められます．アルツハイマー型認知症，パーキンソン病，レビー小体型認知症，脳血管障害とNPHが合併することもあります．

5　NPHの治療

- NPHに対して，現在認められている治療法は髄液シャント術のみです．髄液排除試験は一時的な効果は期待できますが，長期的効果は期待できません．
- 髄液シャント術には，①脳室腹腔シャント術（ventriculo-peritoneal shunt；V-P shunt），②脳室心房シャント術（ventriculo-atrial shunt；V-A shunt），③腰部くも膜下腔腹腔シャント術（lumbo-peritoneal shunt；L-P shunt）があります．脳脊髄液のドレナージ先として，心房，腹腔が用いられていますが，腹腔が利用できない場合，胸腔にドレナージすることもあります[10]．
- V-Pシャント術は，一般的に広く行われています．V-Aシャント術は，敗血症や心内膜炎などの合併症の可能性があるため，他に治療法がない場合に行われます．
- L-Pシャント術は脳を穿刺しないため，脳に侵襲の加わらないNPH治療として患者に受け入れられるようになりました．ただし，脊柱管狭窄が高度の場合や，腰仙部に褥瘡がある例では実施できません．
- 最近L-Pシャント術は，iNPHの治療法としてその効果が立証されました[11]．

Conference

症例　68歳，男性

【現病歴】3月まで仕事をしていたが，会議の予定を忘れるなど，日常的に物忘れを自覚していた。この頃より，歩行も悪化しており，たびたび転倒していた。排尿に関しては，頻尿になり，急に尿意を催すこともあった。精神科を受診したが，うつ病は否定的であった。

【検査】初診時のMMSEは21点で注意，再生において失点した。転倒時に施行したCTではEvans index＝0.31であった。MRIでは脳室拡大傾向，頭頂葉内側面の脳溝狭小化を認めた。脳血流SPECTでは後方優位の大脳血流低下を認めた。6月，タップテスト目的で入院。髄液を約30mL排除した。タップテスト前後のアップアンドゴーテストでは，前11.2秒，後9.9秒と改善を認めた。このときのMMSEは前23点，後21点と初診時より悪化していた。アルツハイマー型認知症との鑑別のため髄液リン酸化タウの検査を行ったが，25pg/mL未満と陰性であった。歩行機能の改善が自覚的にも他覚的にも認められたため，翌月L-Pシャント術を施行した。

【経過】術後は，歩行の際のつまずきがなくなり，以前みられた左への傾きもなくなった。MMSEは24点と改善したが，やはり記憶と注意で減点があった。FABはタップテスト後が7点であったが，11点と向上した。以上より，L-Pシャント術の効果はあったと判定している（図5）。

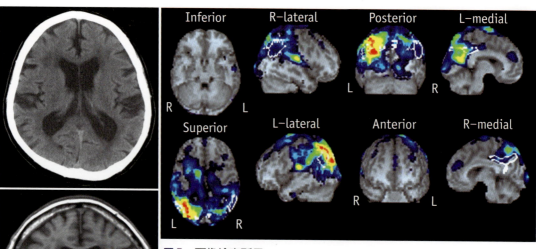

図5　画像検査所見
頭部CTでは，脳室拡大を認める。MRIでは，典型的なDESHではないが，正中部皮質の脳溝は狭小化。海馬の萎縮も認める。脳血流SPECT（eZis解析）では，後方優位の血流低下を認め，アルツハイマー型認知症の可能性も考慮される

Author's Eye

1. iNPHは積極的に診断し，可能であれば治療をする。
2. 治療は髄液シャント術であるが，超高齢者の場合は連続タップもひとつの治療となりうる。
3. 他の認知症を引き起こす疾患，たとえばアルツハイマー型認知症，パーキンソン病，レビー小体型認知症，進行性核上性麻痺等とNPHが合併していた場合，髄液シャント術をするかどうかは，その疾患の予後を本人・家族に説明した上で決定する。合併症例だからといって，適応なしにはしない。

文献

1) Adams RD, et al：N Engl J Med. 1965；273：117-26.
2) Hakim S, et al：J Neurol Sci. 1965；2(4)：307-27.
3) Kubo Y, et al：Dement Geriatr Cogn Disord. 2008；25(1)：37-45.
4) 日本正常圧水頭症学会 特発性正常圧水頭症診療ガイドライン作成委員会：特発性正常圧水頭症診療ガイドライン．第2版．メディカルレビュー社, 2011.
5) Hashimoto M, et al：Cerebrospinal Fluid Res. 2010；7：18.
6) Oi S, et al：J Neurosurg. 2000；92(6)：933-40.
7) Cornips EMJ, et al：Childs Nerv Syst. 2010；26(8)：1057-64.
8) Iseki C, et al：J Neurol Sci. 2009；277(1-2)：54-7.
9) Kobayashi S, et al：Dement Geriatr Cogn Disord. 2009；28(4)：330-7.
10) Ransohoff J：J Neurosurg. 1954；11(3)：295-8.
11) Kazui H, et al：Lancet Neurol. 2015；14(6)：585-94.

（中根 一，冨田雄介）

2章 認知症を原因疾患別に"識る"

嗜銀顆粒性認知症，辺縁系神経原線維変化認知症

> **SYLLABUS**
>
> ▶嗜銀顆粒性認知症（argyrophilic grain dementia；AGD）と辺縁系神経原線維変化認知症（limbic neurofibrillary tangle dementia；LNTD）は，異なる病態であると理解されていますが，いくつかの共通点があるので，本項では一緒に扱います．共通点とは，高齢で発症し進行がきわめて緩徐であること，両者はしばしば合併すること，神経病理学的にタウオパチーであること（このため両者は「高齢者タウオパチー」とも呼ばれます）などです．

嗜銀顆粒性認知症（AGD）

1 定義

- Gallyas-Braak鍍銀染色によって，ニューロピルに紡錘状や勾玉状に染まる顆粒状構造物が認められることがあり，この構造物は「嗜銀顆粒」と命名されました．嗜銀顆粒の主な構成蛋白は4リピート（R）タウです（タウ蛋白には，3Rタウと4Rタウがあります）．
- 認知症患者の死後脳の神経病理学的検索において，この嗜銀顆粒の存在以外には何の異常も認められない一群が存在しています．この嗜銀顆粒が認知症の原因と関連があるという仮定に基づいて，この一群をAGDと呼んでいます．
- 4Rタウが蓄積する代表的な疾患には，進行性核上性麻痺（PSP）や大脳皮質基底核変性症（CBD）があり，この両疾患にも嗜銀顆粒は高率に合併・出現します．

2 検査所見

神経心理学検査
- 記憶障害と易怒・頑固・焦燥などの情動・行動障害の両方が認められることが多いようです（LNTDとの鑑別点のひとつになります）．

脳MRI
- 側頭葉内側面（迂回回・扁桃核周辺）の左右差のある萎縮（左右差のある側脳室下角の開大がみられる）が特徴的です．

脳血流SPECT

- AGDの特徴である側頭葉内側面の障害の左右差が，脳血流SPECTでも確認できるようです[1]。

3 治療

- AGDに特有の治療法は，現在のところ確立されていません。ドネペジルの効果も否定的です[1]。
- 診断が下された後に治療が実施されるのが理想的かもしれませんが，臨床の現場では認知症診療に限らず，他の多くの分野でも，それは困難な場合が多いです。つまり，ある程度の見込み的診断の状態でも，治療は開始される（せざるをえない）ことが多いと思われます。
- AGDの確定診断は，死後脳での病理学的検討によってなされます。臨床上では，ADやLNTDとの鑑別が困難な症例が多く，さらにはADや他疾患がAGDに合併している可能性も視野に入れて治療する必要があります。

4 経過と症状，特徴

- 多くは後期高齢者に発症します。進行はきわめて緩徐で，軽度認知障害（MCI）の段階に長期間とどまり，かなり進行しないと認知症までには至らないようです[1]。
- 記憶障害のほかに，情動・行動障害や性格変化が認められることが特徴的です。
- しかし実際は，ADやLNTDとの鑑別は困難です。また，これらの疾患の合併も考慮しなければなりません。

辺縁系神経原線維変化認知症（LNTD）

5 定義

- 海馬領域を中心に多数の神経原線維変化（NFT）が認められるが老人斑に乏しい病態は古くから知られていて，これらはADの亜型として扱われてきました。近年では，これらの病態は疾患群として認識されつつあり，たとえば，石灰沈着を伴うびまん性神経原線維変化病（DNTC），パーキンソン認知症複合（PDC），LNTDなどが，この疾患群に該当します。
- LNTDの症例報告も古くからあり（わが国で最初の脳剖検3例の報告にもLNTDと思われる症例の記載があります[2]），その名称も様々なものが使われてきました（神経原線維変化型老年期認知症など）。本項ではLNTDの名称を用いることにしますが，この病

態の疾患概念は，わが国の研究者らによって確立されたと言えます[3~6]。
- LNTDの病理学的所見の特徴は，海馬・海馬傍回を中心に多数のNFTが認められるが，新皮質にはほとんど認められず，老人斑にも乏しいことです。LNTDにみられるNFTと，ADにみられるNFTの違いは見出されておらず，主要構成蛋白は3R＋4Rタウです。嗜銀顆粒がしばしば併存します。

6 検査所見

神経心理学検査
- 記憶障害を主体とします。AGDとは異なり，行動障害や性格変化は認められないことが多いです。

脳MRI
- ADと同様に，側頭葉内側面の両側性の萎縮が認められます（AGDよりも後方の海馬周辺の萎縮が目立ちます）。大脳皮質のびまん性萎縮は比較的軽度です。

脳血流SPECT
- いまだ，LNTDに特徴的な所見は確立されていません[3]。

7 治療

- LNTDに特有の治療法は，現在のところ確立されていません。ドネペジルの効果も検証されていません。治療に際しては，AGDと同様の注意が必要です。

8 経過と症状，特徴

- AGDと同様，主に後期高齢者に発症して進行はきわめて緩徐です。記憶障害以外の認知機能障害は軽度であるため，MCIの段階に長くとどまります[3]。
- 山田らによる神経病理学的診断基準および臨床診断ガイドラインを示します（**表1**）[7]。
- AD，AGD，LNTDの特徴を**表2**にまとめます。

表1 神経原線維変化型老年期認知症の神経病理学的診断基準および臨床診断ガイドライン

a. 神経病理学的診断基準

> A. 下記の神経病理学的特徴を有する老年期発症の認知症である
>   1. 海馬領域に多数の神経原線維変化(NFT)がある*
>   2. 脳全体にわたり老人斑(Aβ沈着)をほとんど欠く
> B. NFTが出現する他の認知症性疾患を除外できる**

＊多数のNFTが海馬および傍海馬回(特に,CA1,海馬支脚,嗅内皮質,transentorhinal cortex)にみられ,neuropil threadsと神経細胞脱落を伴う。NFTは扁桃核,島,Meynert核などにもみられるが,大脳皮質には稀である。NFTの分布はBraak&Braak分類のⅢ-Ⅳ(limbic stage)に該当する。

＊＊Alzheimer病,進行性核上性麻痺,石灰化を伴うびまん性神経原線維変化病(diffuse NFTs with calcification),第17染色体に連鎖する前頭側頭型認知症およびパーキンソニズム(FTDP-17),筋萎縮性側索硬化症／パーキンソニズム／認知症複合ほか。

b. 臨床診断ガイドライン

> 1. 発症：老年期(特に後期老年期)に記憶障害で発症
> 2. 臨床症状と経過：初期は記憶障害を主体とし他の認知機能や人格は比較的保たれる(軽度認知障害段階)。非常に緩徐に進行し,見当識や他の認知機能も障害されてくる(認知症段階)。
> 3. 頭部画像(CT/MRI)：海馬領域の萎縮と側脳室下角の拡大
> 4. 鑑別診断：Alzheimer病および他の非Alzheimer型変性認知症を鑑別＊＊＊

＊＊＊Alzheimer病との鑑別にアミロイドイメージングが有用

(文献7より引用)

AUTHOR'S EYE

1. AGDとLNTDは,ともに後期高齢者で発症することが多く,進行はきわめて緩徐である。
2. AGDとLNTDにおける脳の異常構造物の主要構成蛋白はタウであり,両者はともに高齢者(発症)タウオパチーに属す。
3. AGDの嗜銀顆粒は4Rタウで,LNTDのNFTは3R＋4Rタウである。
4. AGDとNFTはしばしば合併する。高齢発症なので当然だが,ほとんどの症例で脳血管障害も認めるので,両者の臨床症状は脳血管障害による修飾も受ける。
5. 典型例として,AGDは記憶障害と情動・行動障害を示し,LNTDは記憶障害が主体である。しかし,脳血管障害や他の疾患の合併により,その臨床像は複雑化する。
6. 脳MRIにおいて,AGDでは側頭葉内側面前方の左右差のある萎縮を示し,LNTDでは側頭葉内側面後方の両側性の萎縮を示す。画像所見も合併疾患の影響を受けるため,典型例以外では実際の鑑別は難しい。

表2 AD, AGD, LNTDの臨床神経病理学的特徴の比較

	AD	AGD	LNTD
発症年齢	40歳以降	後期高齢	後期高齢
発症頻度の性差	やや女性に多い	不明	不明
臨床症状	記憶障害,失見当,遂行機能障害など	記憶障害,情動・行動障害	記憶障害
初発症状	近時記憶障害	同上	同上
病気の進行速度	若年発症ほど速い	きわめて緩徐	きわめて緩徐
遺伝負因	若年発症に多い	不明	不明
必須な神経病理学所見	老人斑,神経原線維変化	嗜銀顆粒	神経原線維変化
病変好発部位	側頭葉,頭頂葉	迂回回,扁桃核(側頭葉内側面前方)	海馬,海馬傍回(側頭葉内側面後方)
主な異常蓄積蛋白	Aβ(老人斑),リン酸化タウ(神経原線維変化)	リン酸化タウ蛋白	リン酸化タウ蛋白
タウ蛋白のタイプ	3R+4Rタウ	4Rタウ	3R+4Rタウ
脳MRI所見	びまん性大脳萎縮,両側の側脳室下角の開大	側頭葉内側面前方中心の萎縮,左右差のある側脳室下角の開大	側頭葉内側面後方中心の萎縮,両側の側脳室下角の開大
脳血流SPECT所見	側頭葉内側面・頭頂葉・楔前部・後部帯状回の血流低下	左右差のある側頭葉内側面の血流低下	不明
脳脊髄液検査	Aβ(↓),リン酸化タウ(↑)	不明	不明
危険因子	糖尿病,高血圧,脂質異常症,脳血管障害など	不明	不明
保険適用のある治療薬	コリンエステラーゼ阻害薬(3種類),メマンチン	なし	なし

文献

1) 齊藤祐子:老年精医誌.2015;26(8):891-9.
2) 呉 秀三,他:東京医学会誌.1918;32:564-5.
3) 山田正仁:認知神科学.2015;17(1):32-9.
4) Yamada M, et al:Neuropathology.1996;16:89-98.
5) Amano N, et al:Neuropathology.1994;14:127-36.
6) Kosaka K, et al:Brain Pathol.1997;7:1114.
7) Yamada M, et al:Neuropathology.2003;23(4):311-7.

(鵜飼克行)

2章　認知症を原因疾患別に"識る"

糖尿病，肝性脳症，ビタミンB₁，B₁₂ 欠乏症，甲状腺機能低下症

SYLLABUS

▶内分泌代謝性疾患や肝疾患などは，全般性の認知機能障害を生じ認知症様の病態を呈したり，それ自体が認知症の原因となることがあります．自身で治療できる，できないは別として，神経変性疾患以外で生じる認知機能障害の原因を鑑別することが大切です．

1　糖尿病

- 若干古い研究報告にはなりますが，ロッテルダム研究によると，糖尿病はADの発病リスクを2倍高め，インスリン使用例では4倍に跳ね上がるとしています[1]．
- そもそも糖尿病に罹患している患者では，健常者に比べ課題の処理速度の低下（注意・集中力の障害を反映）や，作業や遂行を含む実行機能に障害を認めることがわかっています[2]．慢性に経過する高血糖状態が脳内の微小血管内皮や神経細胞に糖毒性を示し，ここに酸化ストレス，終末糖化産物（advanced glycation end-product；AGE）の存在が相まって細胞死を促進することが，糖尿病における認知機能障害の背景となります．また，糖尿病では膵臓から高いレベルでインスリンが分泌され続けます．これに対して，恒常性の維持を目的にフィードバックが生じ，腎臓から分泌されるインスリン分解酵素はインスリンの分解へと必然的にシフトします．インスリン分解酵素はADの発病因子であるAβを分解する役割も有する酵素であることから，インスリン分解に作用がシフトしてしまうと，Aβの分解は低下し蓄積する方向へベクトルが向いてしまうことになります．糖尿病はそれ自体が認知機能の低下をきたすだけでなく，ADの発病も促進してしまうわけです．
- 実際の血糖コントロールに関しては，認知症の予防という視点に立った場合，糖尿病合併症予防のためのヘモグロビンA1c（HbA1c）目標値（7.0%未満）ではなく，上述の機序を理由に血糖正常化をめざす際の目標である6.0%未満をめざすべきと考えます．あくまでも個人的見解ではありますが．

2　肝性脳症

- 認知症との鑑別を要する肝臓由来の認知機能障害に，慢性の肝性脳症があります．認知機能障害の特徴としては，無気力や無為，反応性の低下，記憶障害といった低活動型せ

ん妄に準ずる症状に，時として易怒性の亢進や興奮，不適切な感情表出や行為，going my way様の行動様式といった精神症状を伴います。また重症度に応じて，羽ばたき振戦やパーキンソニズム，痙攣などの神経症状もみることになります。肝性脳症の発現機序としては，門脈圧の亢進により腸管内で産生されたアンモニアが肝臓内で代謝されず，portal-systemic shuntにより直接脳内に到達することが原因とされており，慢性経過することで脳神経病理学的にも脳神経細胞の脱落とアストロサイトの増生，アルツハイマーⅡ型細胞（図1矢印）の出現などを生じ，非可逆的な経過（＝認知症発症）をとることになります。

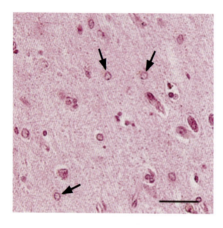

図1 肝性脳症患者に認められたアルツハイマーⅡ型細胞（矢印）

- 病歴の聴取と初診時の採血（血中アンモニア濃度），可能であれば脳波をチェックすることで，ある程度の鑑別が可能となります。注意事項として挙げられるのは，肝硬変などに罹患していないにもかかわらず，肝性脳症を生じるケースの存在です。腹腔内臓器の外科的手術が契機となり，門脈－下大静脈シャントが生じた場合にみられますが，やはり病歴聴取である程度の鑑別が可能と言えるでしょう。

3 ビタミンB_1欠乏症，ビタミンB_{12}欠乏症

- ビタミンB_1欠乏症と言えばWernicke脳症，慢性的な飲酒，チアミン補正による症状の改善というのがよく知られた公式ですが，アルコール性認知症という言葉も聞いた覚えがあるのではないでしょうか。これは，恒常的かつ過剰にアルコールを摂取することで脳の神経細胞脱落が生じるためと言われています。実際には，併存する肝硬変や低栄養の影響も考えられ，その存在に関しては，必ずしもコンセンサスは得られていません。
- MRI画像をみる上での注意点として，アルコールと言えば小脳萎縮を連想する向きもあるかもしれませんが，アルコール性小脳変性症における小脳萎縮は，小脳虫部の萎縮を指します。小脳半球のびまん性萎縮は，決して特異的な所見ではありません。
- ビタミンB_{12}欠乏症は胃切除後や小腸の自己免疫疾患，炎症性疾患による吸収障害により生じます。神経系では，亜急性連合性脊髄変性症やニューロパチー，視神経障害の原

因として有名ですが，認知症の原因としての知名度はいまひとつのようです。ビタミンB_{12}は軸索の髄鞘形成に関与しており，欠乏することで髄鞘の形成障害を生じ，認知機能障害を生じると考えられています。ビタミンB_{12}欠乏症では，MRI画像で白質病変を強く認めますが，これも上述の機序を支持する証左ではないでしょうか。

4 甲状腺機能低下症

- 甲状腺機能低下症は，ADやうつ病と誤診される頻度の高い，内分泌代謝性認知症の代表です。動作および精神活動が緩慢となり，程度の差はあるものの，記憶障害を主体に全般性の認知機能低下を生じます。進行に伴い幻覚や妄想，錯乱といった精神症状を強く認めるケースもあるようです。
- 初診の段階における頸部の触診，粘液水腫の確認，TSHおよび甲状腺ホルモン（free T3/T4）の測定は，認知症診療において必須項目です。

CONFERENCE

症例 77歳，男性

右利き。4年制大学を卒業し，金融系機関に60歳まで勤務。

【既往歴】虫垂炎（30歳時）。

【家族歴】特記事項なし。

【現病歴】X−2年頃から聞き返しが多くなったと患者の妻は認識。X−1年春頃より，趣味の囲碁サークルにも行かなくなり，郵便物を失くすことも頻繁となったことから，X−1年7月，近医の物忘れ外来を受診。MMSEは26点。頭部CTにて海馬萎縮が指摘され，アルツハイマー型認知症と診断された。抗認知症薬が処方されるも症状の改善はなく，活動性の低下が増悪したとのことでX年5月，当院を受診した。

【神経心理学検査】MMSE 24点（時間に関する見当識：2，場所：1，文章記載：1，復唱：1，再生：1），Trail Making Test不良。

【脳MRI】両側性に軽度の海馬体萎縮を認めるが，海馬傍回の皮髄境界は保持。病的な海馬萎縮とは必ずしも言えない所見（図2A）。

【脳血流SPECT】右側の側頭葉下部内側域の血流はやや低下しているが，特定の疾患を示唆するものとは言えない所見（図2B）。

【血液生化学検査】TSH 7.61 μIU/mL，fT3 1.98 pg/mL，fT4 0.32 ng/mL。甲状腺機能低下症と，これに伴う認知機能障害として甲状腺ホルモン補充療法開始。治療開始から1年後のX＋1年6月には，MMSE 30点で，囲碁サークルにも再び参加するようになった。

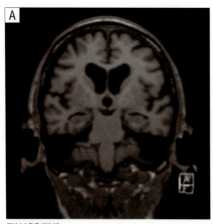
脳MRI画像

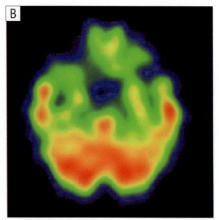
脳血流SPECT画像

図2 画像検査所見（受診時）

Author's eye

1. 認知機能障害＝頭の病気では決してない！
2. 糖尿病，肝性脳症，甲状腺機能低下症は初診で常に可能性を検討する。
3. 甲状腺機能低下症は，神経変性性認知症とかなり誤診しやすいので注意！

文献
1) Ott A, et al: Neurology. 1999; 53(9): 1937-42.
2) Hanyu H: Brain Nerve. 2014; 66(2): 129-34.

（眞鍋雄太）

3章 認知症の治療を症状別に"識る"

1 コリンエステラーゼ阻害薬
——総論,使い分け,切り替え法

> **SYLLABUS**
>
> ▶コリンエステラーゼ阻害薬(ChEI)はN-methyl-D-aspartate(NMDA)受容体拮抗薬とともにアルツハイマー型認知症(アルツハイマー病,AD)に対して承認されている薬剤で,本邦ではドネペジル,ガランタミン,リバスチグミンの3種類が認可されています。ChEI 1種類とNMDA受容体拮抗薬の併用は可能ですが,ChEI同士の併用は認められておらず,今後は3種類の薬物の薬理作用に基づいた使い分けが重要となります。

1 コリンエステラーゼ阻害薬(ChEI)とは

- ChEIはNMDA受容体拮抗薬とともにアルツハイマー型認知症(アルツハイマー病,AD)に対して承認されている薬剤で,本邦ではドネペジル,ガランタミン,リバスチグミンの3種類が認可されています(NMDA受容体拮抗薬でADに対して認可されているのはメマリー®のみです)。
- ChEIは神経伝達物質であるアセチルコリン(ACh)を代謝する酵素であるコリンエステラーゼ(ChE)を阻害する酵素であり,ドネペジルはアセチルコリンエステラーゼ(AChE:AChを特異的に代謝する特異的代謝酵素)阻害(AChEI)作用のみ有します。これに対して,ガランタミンはAChEIのほかニコチン受容体異所性調節作用(APL)を有します。また,リバスチグミンはブチリルコリンエステラーゼ(BuChE:AChのみならず他の物質も代謝する非特異的代謝酵素)を阻害するブチリルコリンエステラーゼ阻害薬(BuChEI)としての作用をも有します。
- なお,ChEIは軽度から中等度のADに適応を有するのに対して,ドネペジルは高度のADへの適応を併せ持ちます。また,ドネペジルのオリジナル薬であるアリセプト®のみレビー小体型認知症(レビー小体病,DLB)に適応を持ちます。他のドネペジルのジェネリック薬にその適応はありません(2017年10月現在)。

2 ChEIの使い方と副作用

使い方

- ChEIは1日1回の投与であるドネペジル,リバスチグミンと1日2回の投与であるガランタミンに分類されます。また,ドネペジルとガランタミンは経口投与であるのに対

して，リバスチグミンは貼付薬です。
- ChEIにはそれぞれ，有効投与量を投与する前に試運転の投与時期があります。具体的に言えば，ドネペジルは3mgを1～2週間投与した後に有効投与量5mgを継続投与します。ガランタミンは8mgを4週間投与（1日2回4mgずつ投与）後に有効投与量の16mgを4週間投与します。その後，16mgないしは24mgを継続投与します。リバスチグミンは4.5mg，9.0mg，13.5mgを4週間ずつ貼付後，18.0mgで継続維持します。なお，高度ADに対してドネペジルは10mg投与とされていますが，この場合でも5mgを4週間投与後，10mgに増量します。DLBに対しては，アリセプト®の10mg投与が適応承認されています。この場合，3mgを1～2週間投与し，5mgを4週間投与後，10mgに増量するようにされています。なお，添付文書において，ChEI 1種類とNMDA受容体拮抗薬の併用は可能とされていますが，ChEI同士の併用は認められていません。

副作用

- ChEIの副作用として比較的多く遭遇するのは下痢，嘔気などの消化器症状です。そのため，開始時や増量時にはこれらの副作用に十分注意する必要があります。また，振戦や筋硬直などのパーキンソン症状が出現することもあり，減量や休薬を余儀なくされる場合もあります。
- さらに，ChEIの投与により興奮が誘発されることがあります。これは，AChが特異的に低下しているADにChEIを投与するとシナプス間隙のAChが上昇しますが，他の伝達物質に比較してAChのみを高値とする可能性があり，かえってバランスが崩れるためと推測されています。この異常興奮はガランタミンでは比較的少ない印象があります。
- このほか，QTc延長や徐脈，AVブロックなどの心電図異常を誘発し，心停止を引き起こす可能性もあります。そのため，使用前には必ず心電図を施行し，450msec以上のQTc延長や50回/分以下の徐脈，Ⅱ度以上のAVブロックがある場合は投与を控える，ないしは循環器科医に相談するなどの配慮が必要です。そして，時には心電図の再チェックをする必要もあります。

3　ChEI使用上の注意点

- ChEIの投与適応は原則，軽度～中等度のADであり，MCI（軽度認知障害：認知機能の低下はあるものの認知症のように日常生活障害が認められていない時期）レベルでは適応外となっています。そのため，添付文書ではあくまでも認知症のレベルでのみ使用可とされています。ADが高度でドネペジル以外のChEIを使用していた場合は，ドネペジルに変更する必要があります。

- また，3種類の薬物を薬理作用に基づいて使い分けることが重要となります。「認知症疾患診療ガイドライン2017」でもChEIの投与優先順位は記されておらず，どの薬剤を選択するかは各医師の裁量に任されていて，副作用が出現ないしは薬物が無効と判断した際に，他のChEIに切り替えるよう推奨されています。しかし，筆者らはADであるならChEIをMCIレベルから処方すべきと考えています。ADに対してChEIをより早期から投与することで，効果が長期にわたって継続する印象を持っているからです。このため，より早期にADを診断することが肝要となります。
- 反面，前述のようにChEIの投与により興奮が誘発されることがあります。AChを上昇させることが，かえって他の伝達物質とのバランスを崩すためと推測されており，これにはうつ病性の仮性認知症ないしはもともとの性格が関係していると判断されています。
- 以上より，ADの診断をしっかりとつけることが肝要であると言えます。現在，筆者らが感じているのは，ADの診断において画像所見や知能テストが重視されすぎているのではないかということです。
- 図1[1]は正常，ADのMCIレベル，MCIレベル時のADに対してChEI投与後のAChの動態について筆者らが推測したものです。AChは正常時でも一定の幅で変動しています。AD発症後，MCIレベルでもAChは一定の割合で低下するはずですが，MCIレベルでは生体の対抗力（レジリアンス）があるためにAChの合成酵素であるコリンアセチルトランスフェラーゼ（ChAT）の活性を上昇させることで適応し[2]，上限に関してはAChを正常レベルにすることができます。しかし，下限についてはリラックスした状態であるため，神経細胞が"頑張れず"修正はできません。
- よって，適度に緊張した診察場面ではこの代償作用が働き，認知機能テストや画像診断

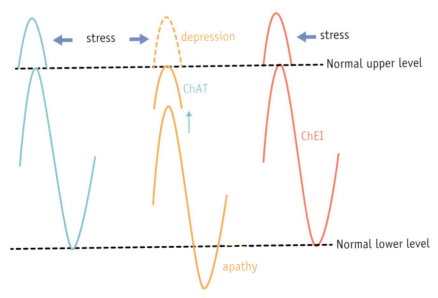

図1 AChの動態に関する筆者らの推測図
水色（左）：正常，褐色（中央）：ADのMCIレベル，赤色（右）：MCIレベル時のADに対してChEI投与後
（文献1より引用改変）

で正常となることが多いです。このため，ADの初期診断においては下限状況，つまり日常生活の状態をきちんと聴取することが肝要と考えます。これは，日常生活の中のくつろいだ場面におけるアパシー症状の出現，たとえばテレビを見ているときに寝ている状態などの状況を見逃さないということです。

- なお，AChの上限に関しても，正常であれば新たなストレスがかかったときにChAT活性を上昇させることで対応できますが，MCIレベルでは既に上昇させているためこれ以上ChAT活性を上昇させることができず，ストレスに対応することができなくなります。これは，たとえば新しい場面でパニックを起こすことと関係し，ADの診断に重要となります。またこの観点から，筆者らは認知症高齢者の運転に対して賛成できないところがあります。
- 生活歴を聴取することも大切です。若い頃からの性格傾向や行動パターンを聴取し，もともとの性格が易怒的で，強い性格である場合はChEIによって興奮が起こりやすいことに注意が必要です。

AUTHOR'S EYE

1. ChEIはADに対して承認されている薬剤であり（アリセプト®のみDLBに適応を持つ），本邦では3種類が認可されている。
2. ADに対してより早い段階でChEIを投与すると効果が長期にわたって継続するため，より早期にADの診断をすることが肝要である。
3. ADの診断において画像所見や知能テストを重視しすぎず，日常生活の中でアパシーを見逃さないことが重要である。

文献

1) Hori K, et al：Austin J Clin Neurol. 2016；3(2)：1091.
2) Konishi K, et al：Pharmacology. 2013；91(1-2)：86-91.

（堀　宏治，袖長光知穂）

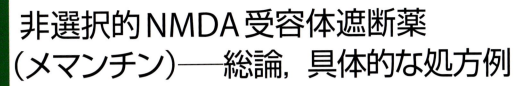

非選択的NMDA受容体遮断薬（メマンチン）──総論，具体的な処方例

> **SYLLABUS**
> ▶非選択的NMDA受容体遮断薬（メマンチン）の認知症に対する最新のエビデンスと，実臨床での処方のポイントを確認しましょう。

1 ADとグルタミン酸

- グルタミン酸は脳内における興奮性のシグナル伝達物質で，その受容体のひとつにN-methyl-D-aspartate（NMDA）受容体があります[1, 2]。NMDA受容体は，大脳皮質や海馬に多く存在し，記憶形成や学習機能に関与しています[1]。
- ADでは，シナプス間隙でのグルタミン酸濃度の上昇がみられ，NMDA受容体が持続的に活性化しており，そのためにシナプティックノイズが発生し，記憶形成・学習機能が障害されていると考えられています[2, 3]。また，NMDA受容体はCaチャネルと連動し，グルタミン酸が結合するとCaチャネルが開き，Ca^{2+}が細胞内に流入してCa依存性酵素が活性化されます[2, 3]。このため，ADではグルタミン酸による過剰な興奮から，Ca^{2+}が細胞内に大量に流入して必要以上に酵素が活性化され，細胞毒性をきたし細胞死が起こると考えられています[2, 3]。

2 メマンチンの薬理作用

- 非選択的NMDA受容体遮断薬（メマンチン）は低濃度のグルタミン酸に対してはNMDA受容体拮抗作用を有し，グルタミン酸による過剰な興奮やシナプティックノイズを抑制します[2]。一方で，記憶形成にかかわるような高濃度のグルタミン酸が一過性に遊離されると，メマンチンはNMDA受容体から解離するため，神経伝達シグナルが伝達されます[2]。このような薬理作用から，メマンチンはADにおける記憶形成・学習機能障害を抑制すると考えられています[2]。

3 アルツハイマー型認知症に対するエビデンス

メマンチン単剤での有効性と安全性は？

- 筆者らは2015年にアルツハイマー型認知症を対象とした，メマンチン単剤群とプラセ

ボ群を比較したメタ解析（9RCTs［randomized controlled trials］，2,433名）[4]を報告しました。この結果から，メマンチンはアルツハイマー型認知症の認知機能障害の進行抑制効果，BPSD（行動心理症状），ADL（日常生活動作），全般性評価，重症度評価の改善を認めました。安全性に関して，メマンチン群はプラセボ群と比較し興奮の出現頻度が低く，また脱落率や他の有害事象の出現頻度に差を認めませんでした。

- 以上から，メマンチンはアルツハイマー型認知症の認知機能障害の進行抑制効果に加え，BPSD，ADLを改善し，安全性も高い薬剤と考えられます。

メマンチンとコリンエステラーゼ阻害薬は併用したほうがよいか？

- 既にコリンエステラーゼ阻害薬を内服している患者にメマンチンを併用する意義はあるのでしょうか。筆者らはこの臨床疑問を解決するために，2014年にアルツハイマー型認知症を対象とし，メマンチンとコリンエステラーゼ阻害薬の併用群と，コリンエステラーゼ阻害薬単剤群を比較したメタ解析（7RCTs，2,182名）[5]を報告しました。この結果から，メマンチン併用群はコリンエステラーゼ阻害薬単剤群と比較して，アルツハイマー型認知症のADL，BPSD，全般性評価を改善し，認知機能障害の進行を抑制する傾向を認めました（図1）。また，中等度から重度のアルツハイマー型認知症を対象としたサブグループ解析でも，メマンチン併用群はコリンエステラーゼ阻害薬単剤群と比較し，認知機能障害の進行抑制効果（図1），ADL，BPSD，全般性評価の改善を認めました。安全性に関して，メマンチン併用群はコリンエステラーゼ阻害薬単剤群と比較し

Study or Subgroup	Weight	Std.Mean Difference IV, Random, 95%CI
1.43.1 Mild to moderate AD　＊軽度から中等度のアルツハイマー型認知症		
Choi, 2011	11.8%	−0.10 [−0.41, 0.22]
Dysken, 2014	16.4%	−0.00 [−0.24, 0.24]
Porsteinsson, 2008	20.0%	0.04 [−0.15, 0.23]
Subtotal (95%CI)	48.2%	0.00 [−0.13, 0.14]
Heterogeneity: $Tau^2=0.00$; $Chi^2=0.53$, $df=2$ ($P=0.77$); $I^2=0\%$		
Test for overall effect: $Z=0.03$ ($P=0.97$)		
1.43.2 Moderate to severe AD　＊中等度から重度のアルツハイマー型認知症		
Grossberg, 2013	23.3%	−0.21 [−0.36, −0.06]
Howard, 2012	9.3%	−0.05 [−0.43, 0.32]
Tariot, 2004	19.2%	−0.36 [−0.55, −0.16]
Subtotal (95%CI)	51.8%	−0.24 [−0.38, −0.11]
Heterogeneity: $Tau^2=0.00$; $Chi^2=2.39$, $df=2$ ($P=0.30$); $I^2=16\%$		
Test for overall effect: $Z=3.64$ ($P=0.0003$)		
Total (95%CI)	100.0%	−0.13 [−0.26, 0.01]
Heterogeneity: $Tau^2=0.01$; $Chi^2=10.44$, $df=5$ ($P=0.06$); $I^2=52\%$		
Test for overall effect: $Z=1.85$ ($P=0.06$)		
Test for subgroup differences: $Chi^2=6.63$, $df=1$ ($P=0.01$), $I^2=84.9\%$		

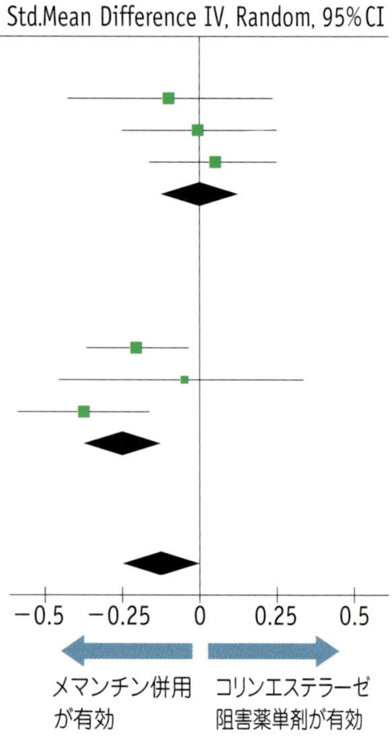

← メマンチン併用が有効　｜　コリンエステラーゼ阻害薬単剤が有効 →

図1 メマンチン併用 vs コリンエステラーゼ阻害薬単剤

（文献5より改変）

脱落率，有害事象の発現頻度に差を認めませんでした。
- 以上の結果から，中等度以上のアルツハイマー型認知症に対しては，コリンエステラーゼ阻害薬単剤で治療するよりも，メマンチンとコリンエステラーゼ阻害薬を併用して治療することが推奨されます。

BPSDのどの症状に有効か？

- メマンチンはBPSDのどの症状に有効なのでしょうか。筆者らは2017年にアルツハイマー型認知症を対象とし，BPSDのそれぞれの症状に対するメマンチンの有効性を検討したメタ解析（11RCTs, 4,261名）[6]を報告しました。その結果，メマンチン群は対照群と比較して，アルツハイマー型認知症のBPSDのうち，焦燥・攻撃性，妄想，脱抑制，睡眠障害を改善しました。

4　その他の認知症に対するエビデンス（保険適用外）

血管性認知症

- Kavirajanらのメタ解析（2RCTs, 900名）[7]の結果から，メマンチン群はプラセボ群と比較し，血管性認知症において認知機能障害の進行抑制効果を認めています。安全性に関して，メマンチン群はプラセボ群と比較し，脱落率や有害事象の発現頻度に差を認めませんでした。

レビー小体病（レビー小体型認知症，パーキンソン病認知症，パーキンソン病を含む）

- 筆者らのメタ解析（7RCTs, 431名）[8]の結果から，メマンチン群はプラセボ群と比較しレビー小体病の全般性評価の改善を認めました。しかしながら，メマンチン群はプラセボ群と比較し，認知機能障害の進行抑制効果やBPSDに対する有効性は認めませんでした。安全性に関しては，メマンチン群はプラセボ群と比較し，脱落率や有害事象の発現頻度に差を認めませんでした。一方で，レビー小体型認知症を対象とした場合，EmreらのRCT[9]ではレビー小体型認知症のサブグループで，メマンチン群がプラセボ群と比較して幻覚，妄想，睡眠障害に対し有効であったことが報告されています。

前頭側頭型認知症

- 筆者らのメタ解析（2RCTs, 130名）[10]の結果から，メマンチン群はプラセボ群と比較し，前頭側頭型認知症の全般性評価を改善する傾向を認めました。しかしながら，メマンチン群はプラセボ群と比較し，認知機能障害の進行抑制効果やBPSDに対する有効性は認めませんでした。安全性に関して，メマンチン群はプラセボ群と比較し，脱落率に差を認めませんでした。

CONFERENCE

症例　82歳, 男性

166cm, 63kg, 右利き。長男夫婦と3人暮らし。病前性格は頑固。

【主訴】物盗られ妄想, 暴言。

【既往歴】高血圧症。アレルギーなし。

【生活歴】飲酒・喫煙なし。

【現病歴】X-1年より物忘れが目立つようになり, X年に家族に連れられて初診となった。

【現症】MMSE 22点, 脳MRIでは側頭葉内側部の萎縮が目立ち, アルツハイマー型認知症と診断してドネペジル5mgを開始。

【経過】その後, X+1年3カ月頃より, 長男の嫁に対して「貯金通帳を盗んだ」といった物盗られ妄想や, 食事をしたことを忘れ「食事を出せ, この恩知らず」などと怒鳴ることがたびたびあった。日常生活では, 食事や排泄は自立していたが, 季節に合った着衣ができなくなっていた。MMSE 20点, 脳MRIは前年よりも側頭葉内側部の萎縮が進行していた。血液検査では, 腎機能はBUN 15mg/dL, Cr 1.0mg/dL。認知機能障害の進行と, BPSDの悪化に対してメマンチン5mgを1日1回夕食後で開始し, 1週間ごとに5mgずつ増量。10mgまで増量したところで, 長男の嫁に対する暴言や興奮・攻撃性がなくなった。その後, 副作用もなかったため, 20mgまで増量し治療を継続した。

〈解説〉

■ 中等度まで進行したアルツハイマー型認知症の患者で, メマンチンの適応となります。また, 物盗られ妄想や興奮・攻撃性などのBPSDに対してもメマンチンがよい適応です。以下に, メマンチンの処方のポイントをまとめます。

ポイント1　処方のタイミング（中等度の目安）は？

■ 処方のタイミング（中等度の目安）は, 一般的に以下の①～④です。
　①MMSEで20点以下
　②HDS-Rで15点以下
　③CDR (Clinical Dementia Rating) で2点以上
　④FAST (Functional Assessment Staging) で stage 5以上

■ 忙しい日常診療では, 心理検査の実施が難しいことも多いため, 筆者はFASTをお勧めします。FASTにおいて中等度のアルツハイマー型認知症 (stage 5) は, 「日常生活に家族の手助けが必要になったとき（例：季節に合った服を選べない, 入浴を嫌がるなど）」とされています。

ポイント2　BPSDに対してどう使うか？

■ メマンチンはアルツハイマー型認知症における認知機能障害の進行抑制効果に加

え，BPSDのうち，焦燥・攻撃性，妄想，脱抑制，睡眠障害にも有効です。BPSDの薬物療法では，メマンチンのほかに非定型抗精神病薬，抑肝散などが使用されることもありますが，既報のメタ解析において，非定型抗精神病薬は死亡リスクの上昇，錐体外路症状などの有害事象の発現[11]，抑肝散は認知機能障害の進行抑制効果を認めず，偽アルドステロン症の発症に注意が必要とされています[12]。また，コリンエステラーゼ阻害薬はアルツハイマー型認知症のBPSDに有効性を認めていません[13]。

- 以上から，メマンチンはアルツハイマー型認知症のBPSD（焦燥・攻撃性，妄想，脱抑制，睡眠障害）に対する第一選択薬となります。抑肝散や非定型抗精神病薬は，メマンチンや非薬物療法で十分な効果が得られない場合に検討しましょう。

ポイント3 適切な用量は？

- メマンチンは高用量であるほど効果が高い傾向にあり[14]，安全性に問題がなければ20mg（最高用量）まで増量を行いましょう。副作用としてめまいや眠気がみられることがありますが，減量により改善することがあります。副作用発生時は，その程度に応じて中止もしくは減量し，維持用量を再検討しましょう。眠気のある場合は，夕食後や就寝前に処方するのもひとつの方法です。

- メマンチンは腎排泄型の薬剤で，高度の腎機能障害（クレアチニンクリアランス：30mL/分未満）の患者に対しては1日1回10mgが維持量となります。投薬前に必ず腎機能を確認しましょう。

AUTHOR'S EYE

1. 中等度以上のアルツハイマー型認知症では，メマンチンとコリンエステラーゼ阻害薬を併用する。
2. メマンチンはアルツハイマー型認知症のBPSD（焦燥・攻撃性，妄想，脱抑制，睡眠障害）の第一選択薬。
3. 処方のタイミング（中等度の目安）は，「日常生活に家族の手助けが必要になったとき」。
4. 安全性に問題がなければ，20mgまで増量。
5. 副作用発生時は，その程度に応じて中止もしくは減量し，維持用量を再検討。
6. 高度の腎機能障害の患者には1日1回10mgまで。
7. メマンチンには血管性認知症の認知機能障害，レビー小体型認知症の全般性評価や幻覚・妄想・睡眠障害，前頭側頭型認知症の全般性評価を改善させる可能性があり，今後の研究の進展が期待される（保険適用外）。

文 献

1) Sucher NJ, et al:Trends Pharmacol Sci. 1996;17(10):348-55.
2) Mius HJ:Int J Geriatr Psychiatry. 2003;18(Suppl 1):S47-54.
3) Cacabelos R, et al:Int J Geriatr Psychiatry. 1999;14(1):3-47.
4) Matsunaga S, et al:PLoS One. 2015;10(4):e0123289.
5) Matsunaga S, et al:Int J Neuropsychopharmacol. 2014;18(5).
6) Kishi T, et al:Neuropsychiatr Dis Treat. 2017;13:1909-28.
7) Kavirajan H, et al:Lancet Neurol. 2007;6(9):782-92.
8) Matsunaga S, et al:Am J Geriatr Psychiatry. 2015;23(4):373-83.
9) Emre M, et al:Lancet Neurol. 2010;9(10):969-77.
10) Kishi T, et al:Neuropsychiatr Dis Treat. 2015;11:2883-5.
11) Maher AR, et al:JAMA. 2011;306(12):1359-69.
12) Matsunaga S, et al:J Alzheimers Dis. 2016;54(2):635-43.
13) Blanco-Silvente L, et al:Int J Neuropsychopharmacol. 2017;20(7):519-28.
14) Kitamura S, et al:Jpn J Geriatr Psychiat. 2011;22(4):453-63.

（松永慎史）

3章 認知症の治療を症状別に"識る"

抗パーキンソン病薬――レボドパ製剤を中心とした具体的な処方例

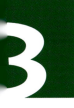

SYLLABUS

▶パーキンソン病（PD）の治療に用いられる薬剤としては，レボドパ＋ドパ脱炭酸酵素阻害薬（カルビドパまたはベンセラジド）合剤，ドロキシドパ，コリン作動薬（トリヘキシフェニジルなど），アマンタジン，非麦角系ドパミンアゴニスト（ロピニロール，プラミペキソール，ロチゴチン），MAO-B阻害薬（セレギリン），COMT阻害薬（エンタカポン），ゾニサミド，イストラデフィリン，アポモルヒネなど多くのものがあります。患者の年齢，主症状，薬剤反応性（効果），副作用などを考慮しながら単独または併用して用います。具体的な使用法は日本神経学会の『パーキンソン病治療ガイドライン2011』[1]に従うとよいでしょう。このガイドラインを基調として，各症例の特異性を鑑みながら治療方針を決定します。また，発症・治療開始から時間が経つと問題となるwearing-offの対処法についても言及します。

1 レボドパとは

■ レボドパとはチロシンから誘導される一連のカテコラミンの一種です。チロシンは細胞での蛋白質生合成に使われる22のアミノ酸のひとつであり，芳香族アミノ酸に分類されます。チロシンはチロシン水酸化酵素によりレボドパに代謝されます。さらにレボドパは芳香族アミノ酸脱炭酸酵素（以下，ドパ脱炭酸酵素）の作用によりドパミンに代謝され，ドパミンはさらにノルアドレナリンを経てアドレナリンに代謝されます（図1）。

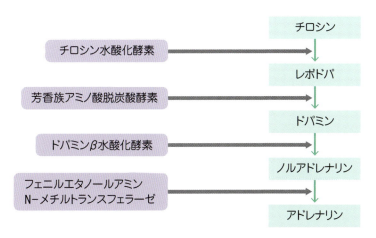

図1　カテコラミン代謝経路

- PDに対する補充療法として見出された薬物がレボドパです。PDでは，脳内ドパミンの減少により各種の運動・非運動症状が出現します。ドパミン自体は血液脳関門を通過しないため，その前駆体であるレボドパを体内に投与し，ドパ脱炭酸酵素の作用でドパミンに変換させます。
- 一方で脳以外の部位，特に消化器系・循環器系でレボドパがドパミンに代謝されると，ドパミンの副作用である消化器症状や不整脈，動悸などが出現しやすくなりますので，運動症状の改善に必要なだけレボドパ内服量を増やすことが難しくなります。そこで，血液脳関門を通過しないドパ脱炭酸酵素の阻害薬をレボドパと同時に投与することにより，脳内ではドパ脱炭酸酵素によりドパミン濃度は上昇しますが，脳以外（末梢）では，ドパ脱炭酸酵素阻害薬によりレボドパからドパミンへの代謝が抑制されるため，薬効を上げつつ副作用を減ずることが可能となります。
- 現在利用されているレボドパ内服製剤はすべてレボドパ＋ドパ脱炭酸酵素阻害薬の合剤です。なお，レボドパの注射液はレボドパ単独です。

2 レボドパ製剤の種類，薬剤の概略

レボドパ配合薬

- 配合されるドパ脱炭酸酵素阻害薬（カルビドパまたはベンセラジド）により大きく2分されます。レボドパ・カルビドパ配合薬（配合比10：1）にはメネシット®，ネオドパストン®，ドパコール®など，レボドパ・ベンセラジド配合薬（配合比4：1）にはマドパー®，イーシー・ドパール®，ネオドパゾール®があり，日常診療にて汎用されています。
- ドパ脱炭酸酵素阻害薬による効果に差はないとされていますが，ベンセラジド合剤のほうがカルビドパ合剤よりも投与時のレボドパ血中濃度が有意に高くなるとの報告もあります[2]。実際に，イーシー・ドパール®からドパコール®へ同量変更したところ，筋強剛と無動が悪化した自験例があります。

レボドパ注射液

- レボドパ注射液は，何らかの理由（手術，嚥下障害，意識障害）でレボドパを内服できなくなった際の代替手段および悪性症候群予防として有用です。日本神経学会の『パーキンソン病治療ガイドライン2011』（p99〜100）[1]では，レボドパ＋ドパ脱炭酸酵素阻害薬の合剤100mgに対してレボドパ注射液50〜100mgに換算した量を，1日1回1時間程度で点滴投与することが勧められています。症状に合わせて適宜増減します。

3 PDに対するレボドパ＋ドパ脱炭酸酵素阻害薬合剤の実際の投与方法

■ 基本的には，『パーキンソン病治療ガイドライン2011』(p2〜4)[1]に従ったものです。

年齢による使い分け

■ 基本的に，70歳以下ではドパミンアゴニスト，70歳以上ではレボドパを第一治療薬として選択します。その理由として，ドパミンアゴニストには黒質細胞の保護作用があると考えられていること，レボドパのほうが運動症状に対して即効性があり高齢者のADL改善という目的により合致していること，そしてレボドパを有効に使える年数が25年であるため，70歳程度までレボドパ開始を遅らせるほうがよいとの考えがあることなどが挙げられます。しかし70歳以下の症例でも，筋強剛と無動が高度でドパミンアゴニストのみでは生活上・就業上の支障が十分に解決できない場合，副作用によりドパミンアゴニストの増量・服薬続行が困難な場合にはレボドパを併用します。

主症状による使い分け

■ 筋強剛，無動，動作緩慢，歩行障害が前面に立つ場合はまずレボドパを選択します。一方，振戦が主たる症状の場合，70歳以下の症例ではトリヘキシフェニジル，それ以上の高齢者の症例ではトリヘキシフェニジルによる認知機能低下のリスクを避け，ドパミンアゴニストやゾニサミド（振戦に効果が高い）を選択します。

多剤併用の順番

■ 初期治療の場合でも，治療中にwearing-offが生じた場合でも，治療ガイドライン（図2・3）に従うことを原則とします。しかし，「PD治療はオーダーメイド」と言われるように，主治医の考え方や症状，薬に対する耐容性，コンプライアンス，患者の希望などにより臨機応変に調整されることが望まれます。

4 投与における注意点

初期投与量

■ レボドパ・ベンセラジド配合薬の添付文書には特定の指示はありませんが，レボドパ・カルビドパ配合薬の添付文書には銘柄を問わず，初回治療の場合は「レボドパ量として1日100〜300mg経口投与より始め，毎日または隔日にレボドパ量として100〜125mg宛増量し，最適投与量を定め維持量とする」との記載があります。しかし，このようにきわめて短期間に増量する方法は実用的ではありません。その理由は，効果と副

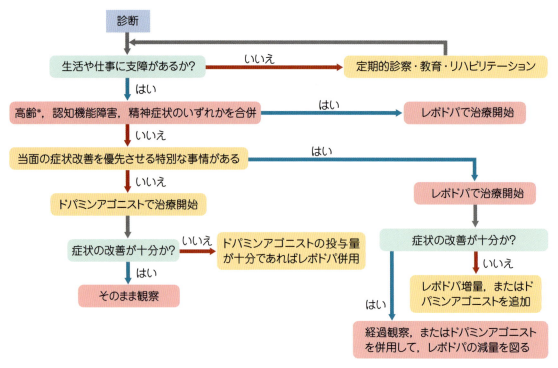

図2 パーキンソン病初期（未治療患者）の治療のアルゴリズム
＊「高齢」は通常70〜75歳以上
（日本神経学会，監：パーキンソン病治療ガイドライン2011，医学書院，2011，p77より改変）

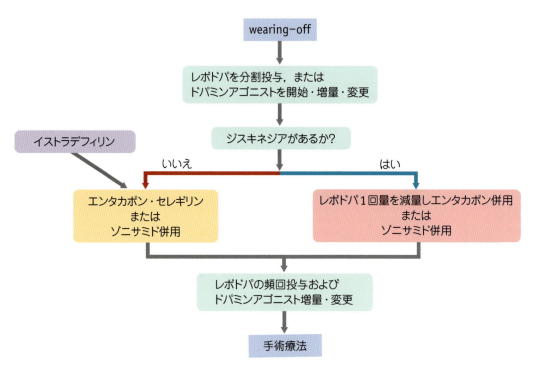

図3 wearing-offの治療アルゴリズム
（日本神経学会，監：パーキンソン病治療ガイドライン2011，医学書院，2011，p107より改変）

作用判定をする時間的余裕が十分にないこと，また患者がレボドパの効果を実感し，副作用がなく，増量するに値する薬であると納得して増量に賛同するために必要な時間がほとんどないことです。そこで，著者は以下のような方法をとっています。

- 主に消化器症状（嘔気・食欲低下）を避けるために，レボドパ100mgを50mgずつ朝・夕投与を2週間続けた後，200mg 2×朝・夕（100mgずつ朝・夕）に増量して2週間投与し，初期評価をします。その後は必要性に応じて1〜2カ月ごとに増量・評価を繰り返します（主に外来の場合）。一方，初診時の重症度が既に高い場合（筋強剛・無動・歩行障害が高度），ないしは治療のために入院した場合は，100mgを1週間，200mgを1週間投与し，副作用がないことを確認できたら3週目から300mgに増量することもあります。

その後の漸増方法と維持量決定方法，最大投与量について

〈最大投与量〉

- 添付文書によると，最大投与量はレボドパ・カルビドパ配合薬で1,500mg/日，レボドパ・ベンセラジド配合薬で600mg/日（適宜増減）となっています。また，日本神経学会の『パーキンソン病治療ガイドライン2011』[1]によると，「レボドパがPDの神経変性を促進するとのエビデンスはないが，ドパミンアゴニストなどを併用して十分な運動機能改善を図りつつ，レボドパの内服量を低用量に抑えることが重要である」との記載があります。それらのことを念頭に置いた上で，300mg以上への漸増方法と維持量決定方法について説明します。

〈漸増方法と維持量決定方法〉

- PDの場合は，レボドパ・ベンセラジド配合薬200〜300mgで十分な治療効果を得られることもあります。しかし，一部のPD，DLB，進行性核上性麻痺，多くの大脳皮質基底核変性症の症例では，レボドパの治療効果が明確ではないことがあり，300mg以上への増量が必要な場合があります。前述のように，エビデンスはありませんが，著者もレボドパ・カルビドパ配合薬よりもレボドパ・ベンセラジド配合薬の薬効のほうがより高い印象を持っていますので，後者を汎用しています。そこで，以下ではレボドパ・ベンセラジド配合薬を用いた漸増方法を紹介します。
- レボドパ300mgでも効果不十分な場合は，100mgずつ600mgまで1カ月ごとに漸増します。その際，100mg漸増するごとに臨床的評価を行い，次の量に増量するかを検討していきます。この方法で600mgまで漸増し，増量するたびに何らかの改善が認められる場合（多くはPD，DLB症例）は，下記に述べる精神症状の悪化に注意しながら，一部の症例では700〜900mgまで漸増して維持量とします。

〈レボドパの漸減・中止〉

- 一方，進行性核上性麻痺や大脳皮質基底核変性症のようにレボドパ効果が低いとされている疾患の場合，600mgまで漸増しても有意な効果が認められなければ，反対に600mgから漸減します。このような症例では，レボドパを漸減しても症状が悪化しな

いことも少なくありませんので，その際は慎重に服薬中止とします。しかし，実際にはレボドパ漸減により若干症状が悪化する症例やレボドパ内服続行に希望を託している患者・家族もいらっしゃいますので，薬効が低くても副作用がない限り200～300mgで内服続行する場合もあります。

5　副作用とその対応

身体的副作用

- 治療開始直後には食欲低下，悪心がみられることがあります。このような場合は内服を分割して1回量を減量する，ドンペリドンを併用するなどの方法が有効です。長期使用時にはヒョレア・アテトーゼ的な不随意運動，首下がり現象，すくみ足の悪化がみられます。その際もレボドパ減量や分割内服が必要ですが，減量時には無動・動作緩慢の悪化に注意が必要です。また，悪性症候群を予防するため100mgごとに慎重に漸減します。急激な中止は危険です。
- レボドパ治療が長期にわたった場合はレボドパの薬効持続時間の短縮，wearing-off，on-offなどの問題が生じます。レボドパの薬効持続時間の短縮に対しては分割内服や他剤併用，wearing-offやon-offに対しては図3に示したような治療戦略が必要です。
- 最後に，閉塞隅角緑内障は禁忌疾患となっていますので，「緑内障」の患者に関しては眼科医に詳細を問い合わせることが必要です。

精神・認知的副作用[3]

〈眠気ないしは突発性睡眠〉

- ドパミンアゴニストに多い副作用ですが，症例によってはレボドパでも眠気が出ることがあります。

〈衝動性亢進〉

- 病的ギャンブリング，衝動買い，発作的な暴飲暴食，性的逸脱行為などの社会的問題を呈することがあります。

〈ドパミン調節異常症候群（dopamine dysregulation syndrome）〉

- 必要以上のレボドパやドパミンアゴニストを内服し，さらにレボドパを要求する状態です。ドパミンが脳の報酬系に関連することから，「内服すると気分が良くなる」ためと考えられています。「薬をなくした」と何回も予約外で処方のみを希望して来院する症例は要注意と言えます。

〈反復常同行動（punding）〉

- 強迫的に同じことを繰り返す症状を指します（物を並べたり散らしたりの繰り返し，意味のない物品収集など）。

CONFERENCE

症例　78歳，女性

【現病歴】 2年前から歩行スピードが低下し，自由に動くことが困難になり受診。初診時は車いすで来院した。

【現症】 高度の筋強剛，動作緩慢を認め，車いすからの立ち上がりは不可能。PDと診断し，レボドパ・カルビドパ配合薬を開始（レボドパ・ベンセラジド配合薬を処方できなかったため）。

【経過】 レボドパ100〜300mgを漸増法により投与開始してから徐々に表情が明るくなり，声も大きくなったが自力立位はまだ不可能。レボドパの効果があると判断し600mgまで増量したところ，車いすからの立位，立位保持，若干のつかまり歩行が可能となった。レボドパが「効く薬である」ことを実感した本人と家族が歩行への意欲をみせたため，さらに900mgまで増量したところ，杖歩行が可能となった。現在でも杖歩行で通院しているが，唯一の問題点として軽度の不随意運動の発生が挙げられる。しかし，本人にとって不随意運動はそれほど気にならず，むしろ歩けることのほうがありがたいとのことであったため，レボドパ900mgの投与を続行している。

〈解説〉
- ポイントは，レボドパを増量した後に必ず効果と副作用のバランス評価を行うこと，治療可能性がある場合は増量をためらわないこと，そして患者・家族にレボドパ増量の意義を理解してもらいながら増量することです。

AUTHOR'S EYE

1. PDの正しい診断をして，事前にレボドパが有効であることを予測して開始する。
2. 副作用を予防するため，またコンプライアンスを維持するため緩徐に漸増することが肝要である。
3. 効果は，患者本人と家族の印象，表情，声の大きさ，構音，筋強剛，立ち上がり方，歩容などをみて判断する。
4. 症例のADLを改善させるという目標に向けて薬物増量をためらわない。
5. 副作用対策としては原因薬剤の減量や中止が必須であるが，悪性症候群を予防し，ADLの悪化をきたさないために慎重な漸減が必要である。
6. 緑内障患者への投与に際しては，閉塞隅角緑内障かどうかの確認が必要である。

文献
1) 日本神経学会，監：パーキンソン病治療ガイドライン2011．医学書院，2011．
2) 加世田 俊，他：臨薬理．2000；31(2)：327-8．
3) Stacy M：F1000 Med Rep. 2009；1．

（福井俊哉）

3章 認知症の治療を症状別に"識る"

抑肝散,抑肝散加陳皮半夏
——総論,具体的な処方例

> **SYLLABUS**
> ▶本項では抑肝散や抑肝散加陳皮半夏はどのような症状に用いるのか,両者はどのように使い分けるのか,用いる際はどのようなことに注意が必要か,などについて理解していきましょう。

1 BPSDに対する抑肝散の位置づけ

- 従来,興奮や精神病症状などのBPSDに対しては抗精神病薬が頻用されてきました。しかし2005年,BPSDに抗精神病薬を用いると脳血管障害のリスクや死亡率が上昇することが報告されました[1]。このため,抗精神病薬に代わる,より安全性の高い薬物療法が検討されるようになり,漢方薬が代替治療薬のひとつとして注目されるようになりました。中でも抑肝散の効果が注目され,多くの研究結果が報告されるようになり,現在に至っています。

2 興奮・攻撃性・易刺激性に関する報告

抑肝散

- 抑肝散は,釣藤鉤,柴胡,朮,茯苓,当帰,川芎,甘草の7つの生薬からなり,神経症,不眠症,小児の夜泣き,癇性などに用いられてきました。BPSDに対する抑肝散の効果については,原[2]により初めて報告されました。精神症状を認めた48例の高齢者(認知症を含む)に抑肝散および加味方を投与し,著効32例(67%),有効11例(23%),やや有効3例,無効2例という結果を示し,<u>特に興奮や易怒性に有効であった</u>ことが報告されています。その後Iwasakiら[3]は,認知症患者52例〔AD30例,混合型3例,血管性認知症(VD)9例,レビー小体型認知症(DLB)10例〕を対象にした4週間の検討から,またMizukamiら[4]は,認知症患者106例(AD78例,混合型13例,DLB15例)を,前半4週間は抑肝散7.5gを服用し後半4週間は服用しないA群と,前半4週間は抑肝散を服用せず後半4週間は服用するB群に無作為に分けた検討から,易怒性や興奮に対する抑肝散の効果を認めています。
- Okaharaら[5]は,ドネペジルと抑肝散7.5gの併用群29例とドネペジル単独群32例を4週間検討し,ドネペジルと抑肝散併用群のほうが有意に興奮や易刺激性について改善がみられたことを報告しました。これまでプラセボを対照にした検討はありませんで

したが，Furukawaら[6]はAD患者145例を対象として，抑肝散7.5g群とプラセボ群の多施設共同比較対照試験の結果を報告しました。それによると，NPI Brief Questionnaire Form（NPI-Q）の総得点に有意差は認めませんでしたが，層別解析の結果，MMSE 20点以下の例と投与前に中等度～高度の興奮がみられた例では抑肝散投与群において有意に興奮が改善しました。

- 対象をDLBに特化した検討として，Iwasakiら[7]の報告があります。DLB患者63例を対象とした4週間の多施設共同オープン試験の結果，易刺激性の改善が認められています[8]。DLBはBPSDの出現頻度が最も高い一方，向精神薬に対する過敏性のため重篤な副作用が発現しやすいという特徴があります。その意味で抗コリン作用や錐体外路症状がみられず，認知機能への影響もみられない抑肝散はDLBに対して比較的安全で効果的な薬剤と考えられます。
- このほか，血管性認知症[9]や前頭側頭型認知症[8]に対する抑肝散の効果も報告されており，主要な認知症の興奮や易怒性に対して効果が報告されていることになります。
- 最近Matsudaら[10]が，これまでの抑肝散の報告に基づくメタ解析を行い，非投与群に比較して興奮に関する優位性を示しました。ただしこのメタ解析では，易刺激性に対しては優位性が認められませんでした。

抑肝散加陳皮半夏

- 抑肝散に陳皮と半夏が加味された漢方であり，9つの生薬から構成されています。標的症状は基本的に抑肝散と同じですが，より体力が低下した患者に好んで用いられる漢方薬です。抑肝散加陳皮半夏については，抑肝散ほど研究成果の蓄積はなく，比較的少数例を対象としたオープン試験の結果がいくつか散見されます。
- 泉[11]は，認知症患者14例（AD6例，混合型2例，VD6例）に対して抑肝散加陳皮半夏7.5gを投与したところ，著効5例，有効7例で，効果は投与後2～4週に発現したと報告しています。特に効果があった症状に，暴力・暴言などの攻撃性が挙げられています。なお，この報告ではVDに対してより効果があったとされています。
- 宮澤[12]は，AD患者18例のBPSDに対する抑肝散加陳皮半夏7.5g投与の効果を8週間観察し，攻撃性が投与後4週から改善し，8週時点でさらに改善したことを報告しました。馬込[13]は，VDが大部分を占める認知症患者18例（AD4例，VD14例）のBPSDに対する抑肝散加陳皮半夏の効果を4週間観察し，いらだち，怒り，大声，暴力の改善を報告しました。眞鍋ら[14]は，BPSDを呈する認知症患者19例に対して抑肝散加陳皮半夏3.75gもしくは7.5gを6週間投与した効果を検討し，NPI-10の得点の改善と下位項目として興奮と異常行動において有意な改善がみられたことを報告しています。同時に，ADに比較してDLBにおいて効果がより大きいことを報告しました。

3　幻覚・妄想に関する報告

- 認知症の幻覚妄想症状に対しても抑肝散の効果が報告されています。前述したIwasakiら[3]の報告では幻覚症状が，Mizukamiら[4]の報告では前半に服用したA群で幻覚と妄想の改善を認めました。また，Okaharaら[5]の報告でも改善が大きかった症状のひとつに妄想が挙げられています。Matsudaら[10]のメタ解析では，幻覚と妄想に対する有効性が示されています。Iwasakiら[7]のDLBを対象とした検討では，幻覚と妄想に著明な改善を認めました。
- 抑肝散加陳皮半夏については，宮澤[12]の報告においてADの妄想に対する効果が，また主にVDを対象とした馬込[13]の報告では幻覚・妄想・独語の項目で改善が認められています。

4　睡眠障害，せん妄に関する報告

- 抑肝散は不眠症に対して適応がありますが，認知症の不眠やそのほかの睡眠障害に対しても効果が報告されています。先に紹介した原[2]の研究では，特に有効だった症状として易怒性と興奮のほかに，不眠とせん妄も挙げられています。DLBを対象としたIwasakiら[7]の検討でも，不眠が有意に改善しました。なお抑肝散は，DLBにしばしばみられるレム睡眠行動障害に対する効果も報告されています[15]。
- 抑肝散加陳皮半夏に関しては，日内リズムの改善効果が認められています[12]。

5　行動障害に関する報告

- Mizukamiら[4]の検討では，抑肝散の服用によりA群で異常行動が改善しました。Kimuraら[8]の検討では，前頭側頭型認知症でしばしばみられる食行動異常や常同行動に改善がみられています。ただしMatsudaら[10]のメタ解析では，異常行動に関して有意な結果は得られませんでした。
- 抑肝散加陳皮半夏については泉[11]の報告において，特に効果がみられた症状のひとつに夜間徘徊が挙げられています。また，馬込[13]のオープン試験では，介護抵抗・入浴拒否，帰宅願望・外出企図，徘徊などの行動で改善が報告されています。

◎

- 以上より，認知症の興奮や幻覚・妄想を中心とする様々なBPSDに対して抑肝散や抑肝散加陳皮半夏の効果が報告されています。ただし，プラセボ対照比較試験は1つしかなく，今後さらなるエビデンスの蓄積が求められます。

6　抑肝散と抑肝散加陳皮半夏の使い分け

- 抑肝散加陳皮半夏は，体力の低下が目立つ例，消化器症状が現れやすい例に使います。また，腹部を触診し，腹直筋に張りがある場合は抑肝散，腹直筋の張りがなく，腹部が軟弱で腹大動脈の拍動が触れる場合は抑肝散加陳皮半夏を選択します。

7　抑肝散の副作用

- 抑肝散の副作用として，時に消化器症状や低カリウム血症がみられることがあります。BPSDに対しては抑肝散5gでも効果を得られることが多く，多くの症例では1～2週間以内の早期に効果が発現します。体重40kg前後の高齢者に対しては最初の2週間で5g投与し，効果も副作用もみられなければ7.5gに増量するのが比較的安全と考えます。抑肝散や抑肝散加陳皮半夏を服用して，急に血圧が上昇したり下肢にむくみが出現した場合は低カリウム血症が疑われます。なお，副作用のため急に抑肝散を中止しても，多くの場合3～4週間は効果が持続します。
- このような抑肝散の効果の薬理学的背景として，セロトニン神経伝達系に対する調節作用やグルタミン毒性緩和作用が報告されています[16]。また基礎実験から，抑肝散加陳皮半夏による脳内アセチルコリンの増加も認められています[17]。

CONFERENCE

抑肝散と抑肝散加陳皮半夏が有効だった症例を記します。

症例①　85歳，女性──抑肝散が有効だった例

【現病歴】幻視や物忘れで発症し，その後，認知機能の変動，易怒性，興奮，被害妄想，不眠もみられた。
【現症】受診時MMSEは19点。143cm，36kg。両側に腹直筋の張りあり。
【経過】DLBの診断でドネペジルを開始したが，BPSDに著変はなかった。抑肝散加陳皮半夏7.5gを開始。3週間後には幻視，被害妄想の訴えは聞かれなくなったが，興奮状態は相変わらず出現。抑肝散に変更したところ，興奮，不眠が改善した。

症例②　70歳，女性──抑肝散加陳皮半夏が有効だった例

【現病歴】69歳頃から注意障害，幻視，手指振戦が出現。
【現症】MMSEは21点。
【経過】DLBの診断でドネペジルを開始し，状態は一時改善。その後，易怒性，興奮，暴力，不眠が出現。腹証で腹力やや弱，臍上悸があるため抑肝散加陳皮半夏7.5gを開始。2週間後には易怒性，暴力，不眠に改善がみられ，8週間後にはBPSDがほぼみられなくなった。

Author's Eye

1. 抑肝散と抑肝散加陳皮半夏は，興奮，幻覚，妄想をはじめとするBPSDに対する効果が報告されている。
2. 抑肝散と抑肝散加陳皮半夏は，認知機能や錐体外路症状への影響はみられないが，低カリウム血症の発現に注意が必要である。
3. 抑肝散と抑肝散加陳皮半夏を使い分ける目安として，腹証が有用である。

文 献

1) Schneider LS, et al：JAMA. 2005；294(15)：1934-43.
2) 原 敬二郎：日東洋医誌. 1984；35(1)：49-54.
3) Iwasaki K, et al：J Clin Psychiatry. 2005；66(2)：248-52.
4) Mizukami K, et al：Int J Neuropsychopharmacol. 2009；12(2)：191-9.
5) Okahara K, et al：Prog Neuropsychopharmacol Biol Psychiatry. 2010；34(3)：532-6.
6) Furukawa K, et al：Geriatr Gerontol Int. 2017；17(2)：211-8.
7) Iwasaki K, et al：Psychogeriatrics. 2012；12(4)：235-41.
8) Kimura T, et al：Psychiatry Clin Neurosci. 2010；64(2)：207-10.
9) Nagata K, et al：Phytomedicine. 2012；19(6)：524-8.
10) Matsuda Y, et al：Hum Psychopharmacol. 2013；28(1)：80-6.
11) 泉 義雄：漢方と最新治療. 2003；12(4)：352-6.
12) 宮澤仁朗：精神. 2009；14(6)：535-42.
13) 馬込 敦：精神. 2011；18(1)：108-14.
14) 眞鍋雄太, 他：老年精医誌. 2016；27(4)：438-47.
15) Shinno H, et al：Prog Neuropsychopharmacol Biol Psychiatry. 2008；32(7)：1749-51.
16) 五十嵐 康, 他：脳21. 2009；12(4)：409-15.
17) 伊藤忠信：Prog Med. 1997；17(4)：823-30.

（水上勝義）

3章 認知症の治療を症状別に"識る"

BPSDの治療——総論

> **SYLLABUS**
> ▶ BPSDの形成には，個人の気質や生い立ち，介護・生活状況，心理状態，身体状態が大きく影響するので，治療・対応には認知症患者の全人的理解が重要になります。適切な対応により，多くのBPSDの予防や改善が期待できます。非薬物的介入により改善しない場合，薬物療法の導入を検討します。

1 BPSDとは

- BPSDはbehavioral and psychological symptoms of dementiaの略で，「認知症に伴う行動・心理症状」を意味する用語であり，興奮や暴力，幻覚・妄想，徘徊など，家族や周囲の人が困る症状を指します。

2 BPSD予防・対応のためのケアの原則

- 本人中心のケア（パーソン・センタード・ケア）を心がけ，「〜しない，〜させない」ことで不快感や不自由を与えていないか確認しましょう。本人の尊厳を保つことがポイントです。

病感が十分にないことを理解する

- 物を盗られるという訴えに対し「妄想だ」と指摘しても，患者は理解されていない（わかってくれない）と感じてしまいます。

役割を与え，ほめる

- 役割を与えることは，ほめるきっかけになります。できることをお願いし，ほめることで意欲につなげることは，BPSDの予防につながることがあります。

生活のリズムを整え，安心感を与える対応を

- 規則正しい生活を送り，言葉あるいはスキンシップなどの非言語的な手段で安心感を提供することも重要です。

身体・心理・社会的状況の確認

- 身体状態（感染症，脱水，便秘，薬剤の副作用など）および環境やケアのチェックと改善，介護福祉サービスの利用を検討し，BPSDの改善がみられない場合は薬物療法を検討します。

3 薬物療法[1]

抗認知症薬はBPSDにも有効

- コリンエステラーゼ阻害薬やメマンチンはBPSDにも有効です。アルツハイマー型認知症，レビー小体型認知症患者で，抗認知症薬が未投与の患者には処方を検討して下さい。

抗精神病薬の投与は慎重に

- 日本人のアルツハイマー型認知症患者のBPSD治療に抗精神病薬を使用した場合，死亡率上昇のリスクが報告されています。単剤投与を原則とし，投与量と投与期間を最小化するよう心がけましょう。抗精神病薬は保険適用外であること，出現しやすい副作用を介護者に説明し，副作用が出現した場合は速やかに減量，中止して下さい。
- NPI[2]などのBPSD評価尺度を用いて，2週間程度の時間をかけて薬剤の有用性を検討しましょう。NPIにより，妄想，幻覚，興奮，うつ，不安，多幸，無関心，脱抑制，易怒性（易刺激性），異常行動，夜間行動，食行動の12項目の頻度および重症度を算出し，薬物投与前後の点数の変化で効果を判定することができます。

抗不安薬は中等度以上の認知症患者には投与しない

- 中等度以上の認知症患者では，抗不安薬による転倒や認知機能低下のリスク増加が指摘されています。

AUTHOR'S EYE

1. 介護者やケアマネジャーなど多職種から情報を収集し，生活環境，身体・心理状態，介護状況を可能な限り把握し，BPSDの原因や対処法を検討する。
2. BPSDに対し薬物療法を行う際，保険適用外であることと副作用について十分に説明を行い，少量から漸増し，診察ごとに治療および副作用の評価を行う。

文献

1) 厚生労働省：かかりつけ医のためのBPSDに対応する向精神薬使用ガイドライン（第2版）．（2018年2月閲覧）
http://www.mhlw.go.jp/file/06-Seisakujouhou-12300000-Roukenkyoku/0000140619.pdf
2) Cummings JL, et al：Neurology. 1994；44(12)：2308-14.

（小田原俊成）

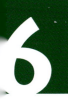

3章 認知症の治療を症状別に"識る"

易怒性，暴力行為の治療
——アルツハイマー型認知症を中心に

> **SYLLABUS**
> ▶易怒性や暴力行為の対象者の安全を確保した上で，原因について検討し，身体・環境・心理・ケアに関する適切な対応を行います。非薬物的介入で改善しない場合は，向精神薬による介入を検討します。

1 易怒性への対応

- 認知症患者が怒りを表出する原因として，①認知機能障害を受容できない怒り，②被害妄想に基づく怒り，③身体接触を含むケアに対する怒り，④周囲の不用意な対応に対する怒りが指摘されています[1]。
- 感覚器の障害（視覚・聴覚障害）や治療薬による有害事象などの身体的要因の関与も含めて，まずは怒りの原因を探ることが最初のステップになりますので，以下についてチェックしましょう。

> - 怒りの原因は了解可能か？
> ——事実に基づかない被害的な解釈，あるいは視覚・聴覚障害による勘違いがないか？
> - 認知機能の低下を理解できているか？
> ——以前できていたことがうまくできないことに苛立っていないか？
> - 本人が嫌がる対応（ケア）や介助をしていないか？
> - 処方内容の変更後に怒りっぽくなっていないか？

- こうした点を確認し，原因に応じて以下の対応をしましょう。

> - ゆっくりと穏やかに，明瞭な言葉で話しかける。
> - わかりやすい言葉で説明する。
> - 話題を変え，関心事を他に向ける。
> - 必要な処置であっても，時間をおいてから再度試みる。
> - ケアの方法を変える。
> - 処方内容を再検討する。

2　暴力行為への対応

- 暴力行為とは，叩く，蹴る，噛みつく，引っかく，つねる，物を投げるといった行為を指します。認知症による暴力行為と明確に関連する要因として，男性，重度の認知機能障害，疎通困難，抑うつ，幻覚妄想，不眠，不機嫌さ，疼痛，便秘，ADL障害などが報告されています[2]。そのほか，入所間もない時期や身体介護時，スタッフとの関係性との関連も指摘されています。
- このような傾向を理解した上で，以下のように対応しましょう。

> - まず，暴力行為の対象者の安全を確保する。一人で対応が難しいと思ったら，助けを呼ぶ。
> - 暴力行為の原因がわかるまで，刺激の少ない環境（自室あるいは個室など）に誘導し，落ち着くまで付き添う。

- 次に，暴力行為の原因についてチェックをしましょう。

> - 身体的不調が誘因となっていないか？
>   ──疼痛，空腹，不眠，便秘，発熱，ADL障害，処方変更など
> - せん妄などの意識障害が原因となっていないか？
> - 精神症状（幻覚妄想や気分の障害）がないか？
> - ケアや環境（孤立，人間関係，温度，騒音など）が原因となっていないか？

- 以上の点を確認し，原因に応じて「易怒性への対応」に準じた対応をしましょう。症例により，暴力行為が出現しやすいパターン（関わり方，場所，時間など）が把握できる場合があるので，そのような状況を避けることが再発予防につながります。

3　易怒性，暴力行為に対する薬物療法

主な薬剤とその使用方法

- 非薬物的介入（上記の対応）により症状が改善しない場合，向精神薬による薬物療法を考慮します[3]。一般的に，抗認知症薬（コリンエステラーゼ阻害薬，メマンチン）が幻覚妄想，焦燥，攻撃性などのBPSDに対し有用な場合があるので，アルツハイマー型認知症で抗認知症薬が未投与あるいは最大用量未満を投与中の患者には，投与開始または増量を検討します。ただし，抗認知症薬が易怒性や暴力行為の原因となる場合もあるので，注意が必要です。抗認知症薬により易怒性・暴力行為が改善しない場合，減量または中止の上，抑肝散，抗精神病薬，気分安定薬の投与を検討します。

〈抑肝散〉

- 1日3回，7.5g/日の毎食前投与が原則ですが，1〜2回投与で有用な場合もあります。眠気やふらつきに注意し，投与開始後は低カリウム血症に注意して下さい。

〈抗精神病薬〉

- 焦燥が強く興奮を呈する場合，リスペリドン（RIS），アリピプラゾール（ARP）の投与が推奨されています。オランザピン（OLZ）の使用も検討に値します。幻覚妄想が易怒性や暴力行為の背景にある場合，クエチアピン（QTP）の使用も推奨されます。OLZとQTPは，糖尿病およびその既往のある方には禁忌ですので注意して下さい。
- 抗精神病薬はBPSDの治療には適応外使用となるので，家族に十分説明した上で使用して下さい。また，眠気，ふらつき，過鎮静，歩行障害，嚥下障害，食欲低下，パーキンソン症状など，起こりやすい副作用についてもあらかじめ介護者に伝え，出現した際は速やかに減量・中止できるようにしておきましょう。表1[3)]に，易怒性・暴力行為に対して使用される抗精神病薬の一覧を掲載します。日本人のアルツハイマー型認知症患者のBPSD治療に抗精神病薬を使用した場合，死亡リスクの上昇が報告されているので，最小有効用量を短期間で使用するよう心がけて下さい。特に，使用開始1～3カ月の死亡率が上昇するので，注意深い観察が必要です。また，せん妄が背景にある場合は，RIS，QTPのほか，ペロスピロン，ハロペリドールの使用が保険審査上認められています。

〈気分安定薬〉

- バルプロ酸ナトリウム（VPA），カルバマゼピン（CBZ）は焦燥性興奮に有効であるという報告があるので，抗精神病薬に先立って使用を検討することも可能です。しかしBPSDにVPAを使用した場合も，死亡リスクの上昇が海外では報告されているので注意が必要です。また，CBZは皮膚症状（特にStevens-Johnson症候群）やふらつき，転倒に注意が必要です。

表1　易怒性，暴力行為に対して使用される抗精神病薬

作用機序	薬剤名	対象となるBPSDの症状	注意点	半減期（時間）	用量（mg）*
セロトニン受容体・ドパミン受容体遮断	リスペリドン	・幻覚 ・妄想 ・焦燥 ・興奮 ・攻撃	・高血糖あるいは糖尿病を合併している場合にも使用可能 ・パーキンソン症状に注意	20～24	0.5～2.0
	クエチアピン		・高血糖あるいは糖尿病では禁忌 ・DLBに対して使用を考慮してもよい ・鎮静・催眠作用あり	6～7	25～100
	オランザピン		・高血糖あるいは糖尿病では禁忌 ・DLBに対して使用を考慮してもよい ・鎮静・催眠作用あり	22～35	2.5～10
ドパミン受容体部分刺激	アリピプラゾール		・高血糖あるいは糖尿病では慎重投与 ・鎮静・催眠作用が弱い	47～68	3～9

*用量は添付文書，枠外の文献およびエキスパートオピニオンを参考

（文献3より引用）

薬物療法の評価

- 介護者から易怒性や暴力行為の頻度・程度の変化について確認することが重要ですが，NPIというBPSDの評価尺度を利用することで，客観的に治療反応性を評価することができます．2週間程度の時間をかけて評価し，症状が改善しない場合には継続使用の是非を検討して，漫然と投与しないよう心がけて下さい．

専門医へ紹介すべき症例

- 上記の薬物療法を行っても症状が改善しない症例，暴力行為を繰り返し，施設対応が困難で入院が必要と考えられる症例は，専門医へ紹介するようにして下さい．

CONFERENCE

症例　76歳，男性

【現病歴】妻と2人暮らしで，糖尿病により通院中．元来穏やかで几帳面な性格だったが，半年前から人物や物の名前が出づらくなり，妻との会話中にしばしば声を荒げるようになった．糖尿病の薬を飲み忘れるため，妻が指摘して飲ませようとすると，拳を振り上げて殴りかかろうとする．かかりつけ医から認知症専門医の受診を勧められ，精査した結果，アルツハイマー型認知症と診断された．

【経過】患者が怒ったり，殴ろうとしたりする行為について専門医に相談したところ，通所リハビリテーションや訪問看護の導入を勧められた．訪問看護師から応対時の話し方や薬の飲ませ方についてアドバイスを受け，一時的に易怒性や暴力行為が軽減したので，デイサービスに週1回の通所を始めた．しかし，他の利用者に対して怒鳴ったり，意に沿わないと物を投げたりする行為を繰り返すため，通所は中止．自宅でも妻の姿が見えないと怒ったり，妻が買い物で外出中の際に「隠れていないで出てこい」と隣家に押し入ろうとしたエピソードがあり，専門医からRIS 0.5mgを処方された．妻は，本薬は統合失調症治療薬であるものの，臨床的にBPSD治療に低用量で使用されていること，転倒，過鎮静，誤嚥などの副作用が出現する可能性があるので注意深く観察するよう専門医から説明を受けた．2週間後の診察時，症状に明らかな改善が認められなかったため，RISを1mgに増量．その2週間後には，易怒性と暴力行為の程度・頻度が減ってきたため，そのままの用量で経過をみることにした．さらに1カ月後，RISの副作用と思われる眠気と食欲低下が出現したため，0.5mgへ減量．減量後は易怒性・暴力行為が再燃することなく，日中の覚醒レベルと食欲が改善したため，デイサービス通所を再開することができた．

〈解説〉

- 本症例は，易怒性・暴力行為などのBPSDに対し，専門医から介護保険サービス・訪問看護の導入を勧められました．ケアや対応に関するアドバイスで一時的に改善しましたが，環境変化（デイサービス）により再び悪化し，抗精神病薬による治療が開始されています．非定型抗精神病薬を少量から開始・漸増することで症状は改善しましたが，副作用により再び減量を行い，その後は症状の再燃もなくデイサー

ビス通所を再開することができました。
- 薬による副作用は遅れて出現することがあるので，診察のたびにチェックすることが重要です。

AUTHOR'S EYE

1. 不適切なケア・対応が易怒性や暴力行為を誘発することがある。
2. 向精神薬が有効な症例がある。
3. 安定薬を使用する際は，保険外適応であることと副作用について十分に説明を行い，少量から漸増し，診察ごとに治療および副作用の評価を行う。

文献

1) 高橋 智：老年精医誌．2011；22（増刊Ⅰ）：115-20．
2) 服部英幸：BPSD初期対応ガイドライン．ライフ・サイエンス，2012，p60．
3) 厚生労働省：かかりつけ医のためのBPSDに対応する向精神薬使用ガイドライン（第2版）．（2018年2月閲覧）
http://www.mhlw.go.jp/file/06-Seisakujouhou-12300000-Roukenkyoku/0000140619.pdf

（小田原俊成）

7 幻覚の治療
——レビー小体型認知症を中心に

3章 認知症の治療を症状別に"識る"

> **SYLLABUS**
> ▶認知症でみられる幻覚の多くは幻視であり，大半はDLBでみられます．本項を通して，DLBの幻視の内容や発現状況を理解し，幻視の治療やケアに役立てましょう．

1 幻覚，錯覚とはどのような症状か

- 幻覚は「対象なき知覚」と定義され，実際に存在しない対象をあたかも存在するかのように知覚するものです．一方，錯覚は現実に存在する感覚素材がゆがんで知覚されるものです．
- 幻覚はすべての知覚に対して生じうるので，幻視，幻聴，幻嗅，幻触，幻味など様々な様式が存在しますが，認知症では幻視の頻度が高いことが特徴的です．

2 幻視を引き起こす疾患

- 認知症における幻視の出現頻度は，原因疾患によって異なります．幻視を呈する最も代表的な疾患はDLBであり，60~80%のDLB患者が幻視を呈すると報告されています[1]．ADでも幻視を認めますが，多くは病状が進行してから目立ってきます．前頭側頭型認知症や血管性認知症では幻視の頻度は低いとされています．

3 高齢者に幻視が出現した際の注意点

- 高齢者に幻視がみられた場合，認知症の有無にかかわらず，まずはせん妄を疑います．せん妄では意識の清明度が著しく変化，動揺し，活発な感情の動きや不安を呈し，幻視・錯視などの知覚異常を伴います．
- アルコールや薬物などの中毒，感染症などの身体疾患，脳血管障害や脳外傷などによって生じている可能性があるので，突然幻視が出現したときには急性期脳病変や身体疾患の有無，内服薬を確認することが重要です．

4 DLBの幻視・錯視の特徴

- DLBでは，人物の幻視がよくみられます。その内容は，「部屋の中に知らない人が来ていて，帰ってくれないので困ってしまった」のようにとても具体的です。動物や虫などの幻視も少なくありません。「床が水浸しになっている」「壁が燃えている」のような情景が見えることもあります。
- 錯視の頻度も高く，電気コードを蛇と見間違えたり，床に落ちているゴミを虫に見間違えたりするなど，形態が似通った物と見間違える傾向があります。図1に錯視の例を示します。

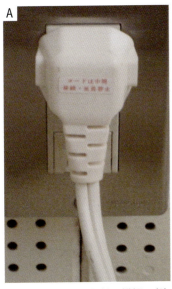 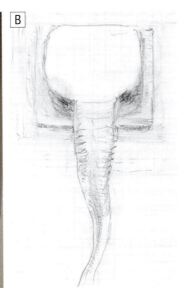

図1　女性DLB患者の錯視の例
彼女は自宅のエアコンのプラグ（A）を見て，「部屋の中に小さな象がいる」と繰り返し訴えました。Bは，「私にはこう見えます」と患者本人が描いたスケッチです。彼女にはプラグがこのように見えていたようです

- 「部屋に入ってきた人が物を盗っていく→物盗られ妄想」「夫が知らない女と性行為をしていた→嫉妬妄想」のように，幻視から妄想へと発展することは少なくありません。

5 幻視が出現しやすい状況

- DLB患者では，のべつ幕なしに幻視が出現するわけではなく，幻視が出現しやすい状況があります。その状況を知ることにより対応の手掛かりが得られます。
- 表1[2)]に幻視が出現しやすい状況を示します。

表1 幻視が出現しやすい状況

・夜中に目が覚めたときや,昼寝から目覚めたときに現れる,夢の延長のような幻視
・薄暗い場所や不安が強いとき
・睡眠薬や抗コリン薬を内服しているとき
・視力低下を合併している人
・アルコール摂取時
・発熱などの身体疾患を合併しているとき

(文献2より引用改変)

6 幻視の非薬物的対応[3]

- 患者本人が幻視であることを自覚している場合は,近づいて実在するかどうかを確認するように伝えます。睡眠からの覚醒時に出現する幻視には,睡眠と覚醒のリズムを整え,中途覚醒や昼寝を予防する目的で日中の活動を促します。
- 幻視を訴えた際には,「そんなものは見えない」とあからさまに否定するのではなく,いったん患者の訴えを聞き,その後に患者が安心するような声かけを心がけます。

> **対応例**
> - 「蛇がいる」→「大丈夫,蛇はもう逃げたから」
> - 「壁が燃えている」→「火はもう消したから大丈夫」

- 薄暗い部屋では幻視が見えやすいので,部屋を明るくしておくことも工夫のひとつです。また,錯視(見間違い)を誘発している物がないかを確認し,それらを片付けておきます(**表2**)。

表2 家庭において見間違えやすい物

見間違えやすい物	錯視の内容
紐,コード	蛇
ゴミ,糸くず,ふりかけ	虫
鞄,レジ袋,花瓶	犬,ネコなどの小動物,生首
ハンガーや椅子にかかった服	人物
部屋に飾っている写真	人物

7 幻視の薬物療法[4]

- DLB患者の幻視には,コリンエステラーゼ阻害薬が第一選択薬になります。中でも,ドネペジルとリバスチグミンの有効性が報告されています。抑肝散が有効である場合もありますが,低カリウム血症に注意が必要です。

- 抗精神病薬の使用は原則的には避け，強固な妄想を合併しているような対処困難例に対してのみ使用しますが，その場合でも少量の使用にとどめておくべきでしょう。
- 夜間の幻視にはクエチアピン（25～50mg）を試みてもよいでしょう。
- 薬物療法と非薬物的対応を併用すればより効果的です。

8 幻視以外の幻覚

- 認知症において，幻視についで頻度が高い幻覚は幻聴です。幻視と同様DLB患者に多く，聴力障害がある人に伴いやすい傾向にあります。
- 幻聴は「悪口を言われている」といった被害妄想につながりやすく，また治療に反応しにくい症状です。

CONFERENCE

症例① 75歳，男性

【病歴】脳出血の既往があり，かかりつけ医で高血圧の治療を受けていた。ある夜突然，「部屋の電灯に鳥がとまっている」「知らない子どもが来ている」といった幻視を訴えるようになり，翌日の夜にも同様の幻視を訴えたため，かかりつけ医を受診したところ認知症ではないかと疑われ，1週間後に物忘れ外来を受診。幻視が出現した時期から，食欲低下やふらつき，咳や痰が増えていたという。

【診察時の様子】全般的に活気がなく，倦怠感のため待合室でも臥床していた。日付や病院名をしっかり答えることができるなど粗大な見当識障害は認めず，近時記憶もおおむね保たれていた。この1週間は臥床がちで，夜間の幻視，混乱が続いていたという。身体診察では37度台の発熱を認め，血液検査で脱水，炎症所見が認められた。頭部CTでは陳旧性の出血病変以外に急性期病変は認めず，胸部X線で右肺野に浸潤影を認めた。以上の所見から，肺炎・脱水に伴うせん妄状態と診断。その後，身体症状の治療を行い，夜間の幻視は消失した。

〈解説〉
- 本例では脳出血後遺症のため脳機能が脆弱であったところに，肺炎，脱水などの身体疾患が加わり，せん妄状態が引き起こされたと考えられます。最初にかかりつけ医を受診してから1週間後に物忘れ外来を受診しましたが，その間に肺炎などの身体疾患は放置されていました。場合によっては急性増悪し，最悪の転帰をたどっていた可能性もあり，大事に至らなかったことは幸運であったのかもしれません。
- 本例のように突然現れる幻視はせん妄の一症状である可能性が高く，その背景に急性の脳病変や身体疾患が存在するかもしれません。安易に認知症と決めつけず，精査を実施する習慣をつけておくことが大切です。

CONFERENCE

症例② 72歳，男性

【現病歴】妻，娘と3人暮らし。1年前頃から「トイレの便器の中を魚が泳いでいる」と言いはじめ，家族が患者の異変に気づいた。今年になり，「家の中に知らない人がいる」といった人物の幻視も加わった。家族が事実でないことを説明するといったんは納得するが，しばらくするとまた「人がいる」と訴えた。幻視に加えて，日中の傾眠，活動性低下も目立ってきたため，物忘れ外来を受診。

【診察時の様子】ぼんやりとした表情で，質問に対する応答も遅れがちであった。幻視については，「家の中に家族以外の者が入ってきているけれど，問いかけても返事がなく，相手の声がまったく聞こえないのは不自然だから幻覚でしょうね」と診察場面では幻視であることを認識できていた。神経学的には仮面様顔貌，筋強剛，小刻み歩行などのパーキンソン症状を認め，さらに起立性低血圧，頻尿，便秘などの自律神経症状を伴っていた。認知機能検査では近時記憶障害，視覚認知障害，注意障害を認め，MMSEは20点であった。家族からは，ぼんやりしているときとしっかりしているときの差が激しいという情報が得られた。

【脳画像検査所見】脳MRIでは，軽度のびまん性脳萎縮ならびに海馬萎縮を認め，脳血流SPECTでは両側頭頂葉の血流低下を認めた。

【診断】緩徐進行性の認知症，幻視，認知の変動，パーキンソン症状，自律神経症状を認め，DLBと診断した。

【経過】認知機能障害，幻視に対してドネペジルを開始し5mgまで増量した。しかし症状の改善はみられず，むしろ経過とともに幻視の頻度が増え，さらに「知り合いに呼ばれた」「父親が亡くなりそうだ」と言って夜中に出て行こうとしたり，「シラミがいる」と自分の髪を切ったりするなど，妄想に支配された行動が活発となった。また昼夜逆転し，夜も眠らず布団に座り込み大声で独語を話すようになった。そこで，抑肝散7.5gを追加したが明らかな効果はなかった。生活リズムを整えるためにデイサービスの導入を勧めるも，患者は地元の名士であったため体面を気にした家族は通所に消極的であった。

次にクエチアピン25mgを眠前に投薬したところ，夜間の睡眠量は増えたが，幻視や妄想，独語は依然として持続した。ドネペジルを10mgまで増量したところ，幻視，妄想に支配された行動は著明に減少し，質問への反応が速くなり，ぼんやりしている時間も減少した。さらに，家族の促しによって散歩や庭掃除，ゴルフの練習を行うようになり，徐々に日中の活動性が増え，昼夜逆転も解消された。

〈解説〉

■本例では，ドネペジル5mgの時点では効果が明らかではありませんでしたが，10mgへの増量により幻視を中心としたBPSDが減少しました。本例のように高用量の使用で初めて効果が明らかになるDLB症例もありますので，DLBの幻視にドネペジルを使用する場合，副作用を認めなければ10mgまで増やしてみるべきでしょう。また，昼夜逆転を予防するため，日中の活動性を維持するような介入を行うことも大切です。

Author's Eye

1. 幻視はDLBに特徴的な症状であるが，せん妄患者にも高頻度にみられる。
2. 認知症に限らず，高齢者に幻視がみられた際にはせん妄の合併を疑い，脳卒中などの急性期脳病変や身体疾患の有無を検索することが大切である。

文献
1) McKeith IG, et al:Neurology. 2017;89(1):88-100.
2) 服部英幸：BPSD初期対応ガイドライン．ライフ・サイエンス，2012, p32-4.
3) 小阪憲司：知っていますか？レビー小体型認知症．メディカ出版，2009.
4) 日本神経学会, 監：認知症疾患診療ガイドライン2017．医学書院，2017, p254-6.

（橋本　衛）

3章 認知症の治療を症状別に"識る"

8 妄想の治療──疾患による違いと成因背景，対応，具体的な処方例

> **SYLLABUS**
> ▶妄想は認知症患者で高頻度にみられるBPSDのひとつであり，介護者の負担となりやすい症状です。適切な治療によって妄想の多くは軽快しますので，本項では妄想に関する基本的な知識と対応法を習得しましょう。

1 妄想はどのような症状か

- 妄想とは「病的に作られた誤った思考内容あるいは判断で，根拠が薄弱なのに強く確信され，論理的に説得しても訂正不可能なもの」と定義され，認知症では高頻度にみられます。
- 妄想から暴言や暴力に発展することがあるため，介護者の負担となりやすい症状です。妄想が介護者に向けられれば，患者本人と介護者との関係性が崩れてしまい，家庭での療養が難しくなります。

2 認知症でよくみられる妄想

- 妄想には多くの種類がありますが，認知症において頻度の高い妄想を**表1**に示します。
- 認知症の妄想は，被害妄想と誤認妄想に大別されます。
  ①被害妄想：自分が他人から種々の被害を受けているという妄想で，物盗られ妄想，迫害妄想，嫉妬妄想などがあります。
  ②誤認妄想：人，場所，物品などに対して，その同定を妄想的に誤る病態を言い，替え玉妄想，我が家でない妄想，幻の同居人妄想，テレビ妄想などが含まれます。

3 認知症疾患と妄想との関係

- 認知症の種類によって妄想の出現頻度や内容が異なります。
- アルツハイマー型認知症：物盗られ妄想が最も多く，妄想は認知症の進行とともにいったん増加し，その後減少します[1]。
- レビー小体型認知症：アルツハイマー型認知症よりも妄想の頻度が高いとされています[2]。物盗られ妄想や嫉妬妄想などの被害妄想に加え，誤認妄想の頻度が高いことが特徴で

表1 認知症において頻度の高い妄想

物盗られ妄想	現金や財布，通帳や印鑑などの大切な物を，自分でしまっておきながらそれを忘れてしまい，盗まれたと妄想的に解釈することによって引き起こされます。失くした物を介護者が見つけて本人に問いただすと，その介護者が犯人であると思い込むこともあるため，対応に注意が必要です
迫害妄想	自分を敵視する個人や組織から危害を加えられたり陥れられたりするという妄想です。認知症では「近所の人から悪口を言われている」といった内容の妄想がよくみられます
嫉妬妄想	配偶者や恋人が不貞を働いていると思い込む妄想です。嫉妬妄想は暴力につながりやすい妄想です
替え玉妄想	自分の身近にいる人物（たとえば妻や夫）が，そっくりの他人と入れ替わってしまった替え玉であると確信する妄想です。「偽物が自分を騙している」と，対象者を家から追い出そうとしたり攻撃したりします
我が家でない妄想	自宅を別の場所と誤認し，「家に帰る」と出て行こうとする妄想です。認知症が高度になるとみられやすくなります
幻の同居人妄想	「自分の家に見知らぬ人が入り込んでいる」と訴える妄想で，天井や床下，押入れの中に隠れていると訴えたりします
テレビ妄想	テレビ画面の映像を実在のものと誤認する妄想です。テレビの出演者にお茶を入れてあげたり，出演者の呼びかけがあたかも自分に呼びかけられているように思い込み，返事をしたり行動したりします
見捨てられ妄想	「自分が見捨てられる」と確信し，介護者を責める妄想です。自分が家族の重荷になっているとの認識が引き起こします

す。幻視（見知らぬ女と夫が性行為をしているところが見える），幻聴（誰かが家の外で自分の悪口を言っている声が聴こえる）のように，幻覚と関連していることが少なくありません。

- 前頭側頭型認知症：妄想の頻度はきわめて低く，妄想を呈した場合，前頭側頭型認知症以外の疾患を疑うべきでしょう。

4 妄想に対する基本的な対応

- 認知症における妄想の発症機序として，辺縁系を中心とした脳機能障害に関連するといった生物学的要因，病前からの猜疑的な性格傾向，認知機能障害による状況把握の障害，うつなどの気分障害の関与，環境的な要因など，様々な仮説が提唱されています。
- 実症例ではこれらの要因が複合的に関与していますので，治療には多面的なアプローチ（薬物療法と非薬物療法の併用）が必要となります。
- 認知症の妄想には自分の能力や立場の喪失感，およびその喪失感に対する自己防衛的な要素が関係しています。そのため，妄想を呈するに至った本人の心情を理解し，本人の立場に立って行動するように努め，安心感を与えるような対応が必要です。表2に具体的な対応例を示します。
- 妄想をいきなり否定すると，自分の体験を信じてもらえない不安感や怒りから妄想がひどくなることも多いので，まずは本人の訴えを傾聴するよう介護者に伝えます。その際，妄想の内容ではなく，困っている本人の心情に共感することが大切です。（例1：あ

表2 各妄想の対応例

物盗られ妄想	まずは失くなった物を一緒に探し，仮に介護者が見つけても本人に探し出させます。品物をしまう場所が決まっていることが多く，本人の行動をよく観察すると隠し場所を見つけられますので，本人をそこにうまく誘導したりします
嫉妬妄想	配偶者への劣等感を基盤に生じていると考えられるため，可能な限り患者を立てるような声かけや，家庭内での役割を増やすような働きかけが重要です[3]。暴力に発展している場合は，デイサービス通所などで対象者と離れて過ごす時間を確保することも必要です
我が家でない妄想	「今日は遅いからここに泊まっていきましょう」と対応したり，本人と一緒に外出し，近所を周って帰ってくることで，本人は「自宅に戻ってきた」と納得することがよくあります

なたが私の財布を盗ったのでしょう→財布が見つからないのは心配ですね。例2：また浮気をしているでしょう→いつもそばにいるから心配ないよ）

- 非薬物的な対応のみでは妄想が改善しない場合に薬物療法の適応となります。治療薬としては非定型抗精神病薬が中心となります。表3に，妄想の治療薬と用量を示します[4]。

表3 認知症における妄想の治療薬と用量

薬剤	用量
リスペリドン	0.5〜2mg
アリピプラゾール	3〜9mg
オランザピン	2.5〜10mg
クエチアピン	25〜100mg

- 薬剤は少量で開始し，可能な限り低用量で使用することが原則です。錐体外路症状などの副作用が生じた際には，減量・変薬を検討します。
- 以下に，DLB患者に対して効果を示した非薬物的対応の例を紹介します。

　レビー小体型認知症のAさんは，夫を目の前にしながら，「私の夫はどこに行ったのか」と不安そうに探し回ることがたびたびありました。夫は，「自分が本物の夫である」と繰り返し説明するのですが，逆にAさんの不安や興奮を助長するだけでした。そこで夫はいったん外出し，5分後に「ただいま〜」と明るい声で帰ってくるようにしました。するとAさんは，今帰ってきた人物は本物の夫であると認識することができました。Aさんの夫は，誤認が生じるたびにこの方法で対応しています。

- この例のように，誤認妄想を呈する患者が陥っている誤った状況（世界）から，一定の手順を踏むことによって抜け出させることが可能な場合があります。

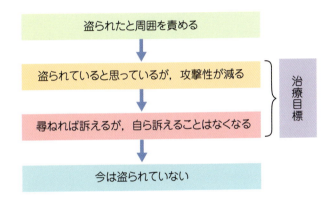

図1　物盗られ妄想の改善過程
大抵の物盗られ妄想の患者は，治療により最初に攻撃性が減少し，周囲を責めることが減っていきます．その後，盗られているかもしれないと思っていても妄想を自ら訴えることがなくなり，最終的に妄想が消失します

5　妄想の改善過程と治療目標

- 図1に物盗られ妄想の改善過程を示します．
- ここで示す改善過程の中で，第2・第3段階まで至れば薬はそれ以上増やさずに経過をみます．妄想が完全に消失するまで薬を増量すれば，過量投与となり様々な副作用が生じます．

6　抗精神病薬の減量・中止の目安

- 薬をいつ止めるかについての明確なエビデンスはありませんが，妄想が消失してから3カ月〜半年経てば減量を試みてもよいでしょう[5]．
- 減量の際には，妄想で苦労したご家族から反対されることが多いので，薬を漫然と続けることのリスクをご家族に説明するように心がけます．

CONFERENCE

症例　75歳，女性

【現病歴】夫と2人暮らしで，関節リウマチ，高血圧のため内科に通院中．1年前頃から「言ったことをすぐ忘れる」ようになった．ある日，夫が外出先で見知らぬ女性に親切にしたことをきっかけに，「夫が浮気している」と訴えるようになった．しだいに妄想はエスカレートし，「親戚の奥さんと夫が浮気している」と疑って親戚の家に文句を言いに行くようになった．また，夫には「殺してやる」と杖で殴りかかったりした．対応に苦慮したかかりつけ医からの紹介で，X年7月，長男に伴われて受診．かかりつけ医からは，降圧薬，抗リウマチ薬，H_2ブロッカーに加えて，ベンゾジアゼピン系抗不安薬が処方されていた．

【現症】診察時の様子として，礼節は保たれ疎通性も良好であった．近時記憶障害を認めるものの，

記憶以外の認知機能は比較的保たれ，MMSEは23点と軽度の認知症状態だった。物忘れに対する自覚はあり，「物忘れで困る」と自ら訴えていた。神経学的異常所見はなく，身体診察では高血圧と下腿浮腫を認めた。「困っていることはないですか」という質問には，「夫が浮気をして困っている。それが自分の一番の悩みです」と涙ぐみながら訴えた。脳画像検査の結果と併せて，初期のアルツハイマー型認知症と診断した。

【経過】患者との関係性を構築するため，まずは時間をかけて患者の訴えを傾聴した。さらに，認知機能や妄想に影響している可能性がある薬剤（H_2ブロッカー，ベンゾジアゼピン系抗不安薬）の減量・変薬，ならびに高血圧や浮腫などの身体症状の治療をかかりつけ医に依頼した。内服管理を家族に依頼するとともに，「嫉妬妄想は環境によって左右されやすい症状なので，当面は夫の単独外出を控えるように」と伝えた。さらに長男には，夫婦間の緩衝役を務めるよう依頼するとともに，介護保険の申請とデイサービス通所を提案した。

初診10日後の再診時点では，嫉妬妄想に関して明らかな変化はなく，攻撃的な言動が続いていた。そこで家族に適応外使用であること，予想される副作用などを説明して承諾を得た後，リスペリドン0.5mgを開始。リスペリドン開始3週間後の再診では，夫を責める回数は減少したものの攻撃性は続いており，家族はまだ困っていた。診察では過鎮静やパーキンソニズムなどの副作用を認めなかったので，リスペリドンを1mgに増量。増量4週間後の再診時には，妄想を訴える頻度，易怒性ともに減少しており，患者本人から「夫は最近浮気をしていない。以前は甥の嫁としていたが」との発言が得られた。5カ月後，夫が近所の女性からお裾分けをもらったことを契機に妄想が再燃したが，本人に寄り添い不安を与えないよう夫に改めて指導したところ，妄想は数日で消失した。以後，嫉妬妄想が再燃することはなく，妄想消失1年後にリスペリドンを中止することができた。

AUTHOR'S EYE

1. 被害妄想と誤認妄想では，誤認妄想のほうが抗精神病薬の効果が現れにくい傾向にある。
2. そのため誤認妄想の治療の際には薬剤の過量投与となりがちなので，非薬物的な対応がより重要となる。

文献

1) Kazui H, et al：PLoS One. 2016；11(8)：e0161092.
2) Hashimoto M, et al：Dement Geriatr Cogn Dis Extra. 2015；5(2)：244-52.
3) Hashimoto M, et al：J Clin Psychiatry. 2015；76(6)：691-5.
4) 厚生労働省：かかりつけ医のためのBPSDに対応する向精神薬使用ガイドライン（第2版）. (2018年2月閲覧) http://www.mhlw.go.jp/file/06-Seisakujouhou-12300000-Roukenkyoku/0000140619.pdf
5) 日本神経学会，監：認知症疾患診療ガイドライン2017. 医学書院, 2017, p77-9.

（橋本 衛）

3章 認知症の治療を症状別に"識る"

うつ症状の治療——無為との違い，治療法，精神科へ紹介すべき症例

> **SYLLABUS**
> ▶うつ症状は，幻覚や妄想，徘徊などのBPSDとは異なり，患者本人の訴えが乏しいため，臨床場面では気づかれにくい症状です。認知症専門医でもうつ症状を合併しているかどうかの判断に苦慮する症例もあります。本項では，うつ症状の診断・治療のポイントについて解説していきます。

1 うつ症状はどのような症状か

- うつ症状は認知症に伴う代表的なBPSDのひとつであり，比較的初期の認知症にみられます。うつ症状に伴う意欲低下から廃用症候群が引き起こされたり，場合によっては自殺につながることもありますので，早期に発見し対応することが重要です。
- うつ症状はあらゆる認知症疾患でみられますが，その中でもDLBにおいて頻度が高い症状です。難治性の高齢うつ病患者が，その後DLBに進展することも少なくありません[1]。
- うつを疑わせる症状を**表1**に示します。

表1 うつを疑わせる症状

症状	具体的な訴え，様子
抑うつ気分・悲哀感	表情が暗い，ため息ばかりついている，「寂しい」と言う
意欲低下	活動性が低下し，自室に引きこもりがち
興味・喜びの喪失	「何をしても楽しくない」との発言
思考制止	「頭が働かない」「物覚えが悪くなった」との発言
身体症状	不眠，食欲低下
罪責感	「皆に迷惑をかけている」との発言

2 うつ症状とアパシーとの鑑別

- 認知症患者にみられる意欲・活動性低下には様々な因子が関わっていますが，その主な要因はうつ症状とアパシーです。実臨床において両者はしばしば混同されています。
- **図1**はうつ症状とアパシーの共通点・相違点をまとめたものです。両者の鑑別において

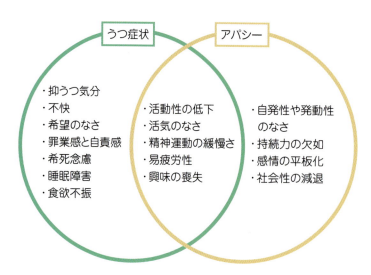

図1 うつ症状とアパシーとの関係

注目すべき点として、アパシーでは感情が平板化するとともに本人の精神的苦痛がないことが挙げられます[2, 3]。アパシーでは、周囲や自己の状態に対しても無関心ですので、自らの元気がない状態に対して苦痛を訴えません。また、食欲が正常であることも鑑別のポイントとなります。

- アパシーをうつ症状と誤診され、抗うつ薬の投与により認知機能低下やふらつきなどが引き起こされているケースもありますので、両者の鑑別は重要です。

3　うつ症状に伴うことが多いBPSD

- うつ症状は妄想や不安などほかのBPSDを伴うことが多く、このような場合、うつ症状が見逃されがちです。
- 他のBPSDを合併していても、「夫が浮気をするのは、私が何もできなくなってしまったから」と自分を卑下するような発言がみられますので、患者の訴えを丁寧に聞くことが大切です。

4　うつ症状の原因を探る

- 認知症患者のうつ症状の発現には、主に以下の2つの要因が関わっています。
  ① 神経変性や脳血管障害によって、気分や意欲に関わるセロトニンやノルエピネフリンの神経系が直接侵されることで引き起こされる生物学的要因。
  ② 以前は普通にできていたことができなくなり、自信喪失を繰り返すうちに「何もできなくなった自分が情けない」「家族に迷惑をかけるのではないか」「こんな私は生きていても仕方がない」と悲観的な観念にとらわれ、うつ症状を発症する心理社会的要因。

- うつ症状が疑われたときは，以下の項目を確認し原因を探りましょう．
  - 「自動車運転をやめる」「仕事を辞める」というような自己の役割を喪失するエピソードはなかったか？
  - 兄弟や友人など身近な人が最近亡くなっていないか？
  - 身体疾患による体力低下や，健康に対して自信を失うようなエピソードはなかったか？
  - 家族の対応は適切か？（物忘れや失敗をその都度指摘・叱責することにより本人の自尊心が損なわれていないか？）
  - うつ症状を引き起こしうる薬剤（表2）[4]を飲んでいないか？

表2 高齢者うつ病を惹起する可能性がある薬剤

降圧薬	β遮断薬 メチルドパ レセルピン クロニジン Ca拮抗薬 ジギタリス製剤
ステロイド製剤	
βインターフェロン	
鎮痛薬	コデイン オピオイド インドメタシン COX-2阻害薬
抗パーキンソン病薬	ドーパ製剤 アマンタジン ブロモクリプチン
ベンゾジアゼピン系抗不安薬	
抗精神病薬	

（文献4より引用）

5 うつ症状の治療

- 認知症高齢者では，「身体の衰えによる自己の過小評価」や「家庭や社会での役割喪失」などの要因がうつ症状の発現に大きく関わっていますので，心身の休養以上に身体の健康維持・回復を促す働きかけや，本人に何らかの役割を与えて自尊心を回復させるような介入が必要となります．
- 具体的な介入方法を以下に示します．
  - 家族の対応が本人の自尊心を傷つけている場合は，時間をかけて家族教育を実施する．
  - デイサービスへの参加を促し，気軽に話し合える仲間をつくる．
  - 規則正しい生活，適度な運動，日光浴の習慣づけを行う．
  - 廃用症候群，食欲低下による身体合併症を引き起こさないように留意する．

- うつ症状を誘発している薬剤があれば，それらを中止する。
■ その他，非薬物治療として，音楽療法や回想法の有効性が示されています[5]。
■ 認知症患者のうつ症状には，抗うつ薬の有効性を示すエビデンスが存在しませんので，抗うつ薬はあくまで非薬物的な対応を試みても症状が改善しない場合に限り使用します[5]。抗うつ薬は，選択的セロトニン再取り込み阻害薬（SSRI）やセロトニン・ノルエピネフリン再取り込み阻害薬（SNRI）が推奨されています。

6 精神科医に紹介したほうがよいケース

■ 以下の項目に該当するケースは，精神科医もしくは認知症専門医に紹介しましょう。
- 食欲低下が強く，体重減少が認められる場合。
- 希死念慮を伴う場合。
- 睡眠障害が顕著な場合。
- 抑うつが遷延もしくは繰り返される場合。
- DLBに伴う抑うつの場合：DLBでは拒食や妄想，昏迷（外的刺激に対する正常の反応が著しく減退・喪失した状態）を伴う激しいうつ症状を呈することがあり，場合によっては電気痙攣療法などの特別な治療法が必要となります。

CONFERENCE

症例　60歳，女性

【現病歴】患者は農家の手伝いをしながら主婦として働いていた。4年前頃から物忘れがみられはじめたが，生活に支障がなかったため家族は気に留めていなかった。しかし，2年前頃から運転中に道がわからなくなることが増え，同じ頃から不眠，食欲低下，気分不良を訴えるようになった。そこでA病院を受診したところ，MMSEは20点と低下していたが，抑うつ気分，不安，頭痛とともに，夫婦関係のストレスを訴えたため，うつ病と診断された。抗うつ薬の内服により，抑うつ気分，不安は改善したが，物忘れは改善しなかった。そこでBクリニックを受診したところ，再びうつ病と診断され，抗うつ薬と抗不安薬が処方された。しかし，物忘れに変化はなく，しだいに日常生活でのミスが増え，気分の落ち込みも強くなってきたため，精査目的で当科を受診。受診時，パロキセチン（SSRI）30mgとエチゾラム0.5mgを内服していた。

【現症】不安そうな表情で言葉数は少なく，小声で話していた。質問に対する返答は遅れがちで，気分不良，意欲低下，食欲低下，不眠を訴えた。数分前に聞いた医師の名前を思い出せないなど近時記憶障害は明らかで，MMSEは11点だった。パーキンソニズムを含めて明らかな神経学的異常所見は認めなかった。図2に患者のMRIとSPECT画像を示す。臨床症状ならびに脳画像検査結果から，うつ症状を伴う若年性ADと診断した。

【経過】家族に対して，「ADのため生活の中でできないことが増えている」「できなくなった自分を悲観してうつ症状が生じている」などの病態を説明。家庭での役割を持ち自尊心を回復させるた

め，家業を積極的に手伝うよう本人，家族に提案した。その際家族には，「例え仕事や家事で失敗しても，本人を責めないように」と指導した。また，抗認知症薬を追加する一方で抗うつ薬を減量したところ，しだいにうつ症状は軽減し，1年後にパロキセチンを中止することができた。

〈解説〉

■ 本例は最初に病院を受診してから2年もの間，認知症の存在に気づかれず，抗うつ薬治療だけを受けてきました。抗うつ薬の内服により一時的にうつ症状は改善していますが，その後何度もうつ症状が再燃しています。これは，認知症が基盤にあることを見逃され，本人の機能障害や喪失感に配慮した対応がなされていなかったことが原因と考えられます。本例のように，認知症にうつ症状が合併している場合，薬物治療以上に非薬物的な対応が重要となります。特に若年性のAD患者は，病初期にうつ症状を合併することが多いため，本例のようにうつ病と診断されているケースは少なくありません。

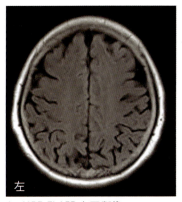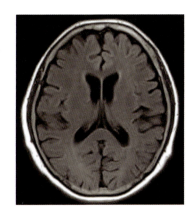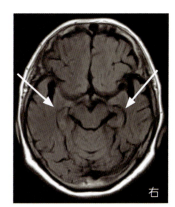

A. MRI FLAIR水平断像

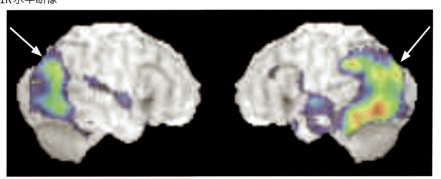

B. IMP-SPECT 3D-SSP解析画像

図2 脳画像検査所見
MRIでは軽度のびまん性脳萎縮，内側側頭葉萎縮（矢印）を認める。SPECTでは左側優位の顕著な側頭頭頂葉の血流低下（矢印）を認める

Author's Eye

1. 認知症患者のうつ症状は，家族の不適切な対応によって引き起こされている場合が少なくない。うつ症状を治療する際には，家族への疾患教育が重要となる。

文献

1) Takahashi S, et al：Psychogeriatrics. 2009；9(2)：56-61.
2) Boyle PA, et al：Dement Geriatr Cogn Disord. 2004；17(1-2)：91-9.
3) 城野 匡, 他：老年精医誌. 2008；19(4)：420-7.
4) 服部英幸：BPSD初期対応ガイドライン. ライフ・サイエンス, 2012, p84.
5) 日本神経学会, 監：認知症疾患診療ガイドライン2017. 医学書院, 2017, p77-9.

（橋本　衛）

3章　認知症の治療を症状別に"識る"

10 睡眠障害の治療
──具体的な薬剤選択

> **SYLLABUS**
>
> ▶睡眠構造の加齢性変化に伴って高齢者では睡眠障害の頻度が増加しますが，病的な加齢性変化を示す認知症高齢者では高頻度に睡眠障害が出現します．認知症診療において，睡眠障害は介護負担を増大することから重要な臨床課題となっています．しかし，認知症患者の不眠症に対し，有効性を示すエビデンスの高い薬剤は現時点では示されていません[1]．本項では，限られた知見と経験をもとに，認知症患者の睡眠障害，特に不眠症に対する治療法について解説していきます．

1　認知症の睡眠障害

- 認知症患者における不眠症の頻度は高く，認知症患者（MCIを含む）の約50％に不眠症が認められます[2]．認知症の睡眠障害は不眠症のみならず，概日リズム睡眠障害，睡眠時無呼吸症候群，レストレスレッグス症候群（restless legs syndrome；RLS）など多岐にわたります．

2　鑑別診断と治療

- 認知症の疾患別や病期別に睡眠障害の特徴は異なることが報告されていますが，認知機能低下の進行とともに患者本人からの病歴聴取や睡眠検査の実施が困難となり，介護者からの情報をもとに睡眠障害の鑑別診断をする場合が多いのが実情です．認知症患者の不眠症の診断には，睡眠に影響しうる身体症状（疼痛，頻尿，瘙痒）の除外，薬剤性を含む外的要因の除外，午睡を含む不適切な睡眠習慣の見直しをした上で，各睡眠障害の鑑別診断が必要となります．
- 患者本人のみならず，介護者を対象とした非薬物的対応の徹底は，介入によって生じる有害事象のリスクが少なく，まず実践すべき事項となっています（表1）[3]．エビデンスは不十分ながらも，薬物療法の前に非薬物療法を行うことが国内・海外の報告でも推奨されています[4,5]．ここでは，主に不眠症に対する治療法に焦点を絞り，症例を検討する中で治療方針の立て方を解説します．

表1 認知症患者の睡眠問題と対策

睡眠時間	・必要な睡眠時間には個人差がある ・若い頃より睡眠が浅くなり，睡眠時間は大幅に短くなる ・若干の中途覚醒は受け入れる
起床時間	・就床時刻が早過ぎで，床上時間も長過ぎる ・若干の遅寝早起きが効果的
嗜好品	・夕方以降のカフェイン・アルコール・ニコチンを控える
生活環境	・日光を浴びる。家庭照明だけでは体内時計には不十分 ・就寝環境を整える（室温や湿度による中途覚醒も多い） ・施設では気の合った同室者を選ぶ
睡眠衛生	・昼寝は少なめに（午後の早い時間まで） ・夕方以降の入浴
鑑別診断	・睡眠時無呼吸症候群，RLS，不規則睡眠覚醒型，過眠などの鑑別が必要
合併疾患	・疼痛，瘙痒，頻尿などへの対処
薬物療法	・認知症の睡眠障害には薬物療法が奏効しにくい。短期勝負が原則 ・非薬物療法や生活指導を併用する ・コリンエステラーゼ阻害薬は朝に服用 ・睡眠を阻害する薬物，眠気をもたらす薬物の調整

（文献3より引用）

CONFERENCE

症例　70歳代，女性（アルツハイマー型認知症）

【既往】高血圧（内服なし）・脂質異常症

【内服】アトルバスタチン（10mg）。ドネペジルやメマンチンは副作用で内服中止。

【介護認定】要介護4

【臨床経過】X−5年頃から記憶障害が出現。X−3年には易怒性も加わり，近隣とのトラブルを生じて近医受診に至った結果，アルツハイマー型認知症と診断された。X−2年頃から独居生活が困難となり，娘夫婦と同居し，日中にデイサービスの利用を開始した。徐々に認知機能低下が進行し，X年に入ると不眠が悪化。夜間に落ち着かず，歩き回り，制止されると興奮・焦燥を認めたため，精神科紹介受診となった。初診時MMSEは5点。頭部CT検査上はアルツハイマー型認知症に矛盾しない所見であり，家族と相談の上，外来通院加療することになった。

〈解説〉

●治療方針

■非薬物的対応を優先します。具体的には，寝室の遮光カーテンを毎朝必ず定時に開けることや，朝食をはじめとした規則正しい食習慣について家人に指導し，デイサービスの参加日数を増やしました。また，毎晩日本茶を飲んでいたため，ノンカフェインの茶に変更しました。同時に，フェリチンを含む血液検査を施行し，身体疾患の合併がないことや不眠を生じる内服薬がないことを確認しました。夜間にじっとしていられない不快感を下肢に生じ，動くことで症状が軽減するRLSの非薬物治療は，睡眠障害全般と共通する点が多いです（表2）[6]。しかし，認知機能が低

表2　RLSの非薬物治療

RLSの原因となる薬物や嗜好品の中止	薬物：ドパミン遮断薬，抗うつ薬（SSRI，三環系），抗ヒスタミン薬 嗜好品：カフェイン，アルコール，ニコチン
睡眠衛生指導	規則的な就寝と起床，就寝前の激しい活動は避ける
簡単な行動介入	就寝前に短い時間歩く，温かい風呂または冷たいシャワー，四肢（脚）のマッサージ
適度な運動	全く動かないことや通常にない過剰な運動はRLSの発症要因となりうる
体重の管理	健康的な食事と十分な活動
RLS症状から注意をそらす工夫	退屈でじっとしているときにはゲームなどに意識を集中する

（文献6より引用）

表3　認知機能障害を伴う高齢者におけるRLSの診断基準

①	下肢の不快感を示す症状として，脚を揉む，さするなどの行為や，下肢をつかみ苦しそうな状態を示す
②	脚の過剰な運動が観察される。たとえば，歩き回る，ベッド上で蹴る，両脚をこすり合わせる，などの動作が見られる。また，じっと坐位を保つことができない
③	下肢の不快感を示す症状が安静時にみられる
④	下肢の不快感を示す症状が運動により消失する
⑤	①と②の症状が夕方から夜間にのみ生じる，または日中よりも増悪する

（文献7より改変）

下すると，確定診断のための自覚症状を確認することが困難になるため，**表3**[7] に示す認知症高齢者に対応した診断基準を使用して下さい。

- このように非薬物的対応を実践するも不眠は残存し，フェリチン値も70μg/L（目安＞50μg/L）と問題なく，症候学的にもRLSに非典型でした。RLSは比較的頻度が高く，鉄剤の補充をはじめ不眠症とは治療法が異なることから，鑑別診断として重要です。
- 次に，薬物療法を検討しました。不眠に対して臨床上使用される薬剤としては，睡眠薬のほか，鎮静系の抗うつ薬・抗精神病薬などが挙げられます。睡眠薬はベンゾジアゼピン系・非ベンゾジアゼピン系・メラトニン受容体作動薬・オレキシン受容体拮抗薬などに分類されます（**表4**）。
- ベンゾジアゼピン系睡眠薬については，転倒や骨折のリスク，日中への持ち越し，認知機能への影響など副作用との兼ね合いから推奨されません。非ベンゾジアゼピン系睡眠薬については「かかりつけ医のためのBPSDに対応する向精神薬使用ガイドライン（第2版）」[5] において，「ベンゾジアゼピン系睡眠薬を使用せず，非ベンゾジアゼピン系睡眠薬を使用することを推奨する」とされている一方で，「認知症疾患診療ガイドライン2017」[8] では，催眠鎮静薬の投与について「データがほとんどなく慎重にすべき」とされており，意見がわかれています。

表4 認知症の睡眠障害に用いられる薬剤

	一般名	商品名	半減期*（高齢者ではない）	特記事項	「かかりつけ医のためのBPSDに対応する向精神薬使用ガイドライン」（第2版）	睡眠薬の適正使用・休薬ガイドライン	認知症疾患診療ガイドライン2017
非ベンゾジアゼピン系	ゾピクロン	アモバン®	3～4h	高齢者は1回3.75mgから開始	非ベンゾジアゼピン系睡眠薬使用を推奨	安全で効果的な薬物療法はない	軽度～中等度アルツハイマー型認知症では，ラメルテオンの効果は認められなかった
非ベンゾジアゼピン系	エスゾピクロン	ルネスタ®	5h	高齢者は1回1mg，最大2mgまで			
非ベンゾジアゼピン系	ゾルピデム	マイスリー®	2～3h	高齢者には1回5mgから開始			
メラトニン受容体作動薬	ラメルテオン	ロゼレム®	2h	入眠困難に適応。2週間後を目途に有効性を評価し，有効性が認められない場合は投与中止を考慮			
オレキシン受容体拮抗薬	スボレキサント	ベルソムラ®	10～13h	イトラコナゾールやクラリスロマイシン，ボリコナゾールなどと併用禁忌			
その他	トラゾドン（抗うつ薬）	レスリン®デジレル®	6～7h	睡眠関連呼吸障害にも安全性があるとする報告がある	対象となるBPSDとして「催眠作用」が挙げられている		使用を検討してもよい

＊半減期は各薬剤の添付文書より引用

- ラメルテオンについても結果が一定せず[1]，今後のさらなるデータの蓄積が期待されています。日本睡眠学会は，スボレキサントの高齢者における有用性・安全性について，「臨床試験データが乏しく，転倒骨折を含む長期使用時の安全性に関する臨床データが得られていない」というパブリックコメントを出しています。50mgのトラゾドンの有効性を示す小規模なデータがあり[1]，25～50mgのトラゾドンが（特に睡眠関連呼吸障害合併の）認知症患者の不眠に広く使用されているという海外の報告があります[4]。「認知症疾患診療ガイドライン2017」でも「薬物療法としてはトラゾドン，リスペリドンの使用を検討してもよい」とされています。このほか海外文献では，夜間の焦燥を伴う睡眠障害に対する鎮静系抗精神病薬［クエチアピン即放錠（セロクエル®）］の使用についての言及があります[9]。

● 処方
- 本症例では興奮と焦燥もみられるため，せん妄との鑑別が重要です。

介護負担が強く，夜間の鎮静が必要な場合（いずれも適応外使用）
- クエチアピン（セロクエル®，12.5〜25mg）1日1回　眠前（糖尿病禁忌）
- リスペリドン（リスパダール®，錠剤・液剤0.5mg）1日1回　眠前

介護負担はあるものの時間的猶予がある場合
- トラゾドン（レスリン®・デジレル®，25〜50mg）1日1回　眠前（適応外使用）
- エスゾピクロン（ルネスタ®，1〜2mg）1日1回　眠前

- 受診間隔を短く設定し，副作用（過鎮静・錐体外路症状・せん妄・脱抑制など）に留意します。また，非ベンゾジアゼピン系睡眠薬の使用前にいびき，無呼吸，日中の眠気の有無を確認し，睡眠時無呼吸症候群の増悪に注意する必要があります。
- 高齢者では薬剤の代謝能が落ちていることから，蓄積効果に留意し，減量・中止が可能でないか常に考慮するようにします。

AUTHOR'S EYE

1. 認知症患者の不眠症に対して，まずは十分な非薬物的対応を行うべきである。
2. 向精神薬を使用する場合は，副作用に注意しつつ少量から開始する。効果が認められても漫然と長期間投与するのではなく，減量・中止を常に心がける。
3. 睡眠時無呼吸症候群とRLSの罹患頻度は少なくなく，不眠症とは治療法が異なるため，鑑別診断として重要である。

文献

1) McCleery J, et al：Cochrane Database Syst Rev. 2016；11：CD009178.
2) Guarnieri B, et al：Dement Geriatr Cogn Disord. 2012；33(1)：50-8.
3) 三島和夫：睡眠薬の適正使用・休薬ガイドライン．じほう，2014，p88.
4) Guarnieri B, et al：Neurol Sci. 2014；35(9)：1329-48.
5) 厚生労働省：かかりつけ医のためのBPSDに対応する向精神薬使用ガイドライン（第2版）．(2018年2月閲覧) http://www.mhlw.go.jp/file/06-Seisakujouhou-12300000-Roukenkyoku/0000140619.pdf
6) 黒岩義之，他：神経治療．2012；29(1)：71-109.
7) Allen RP, et al：Sleep Med. 2003；4(2)：101-19.
8) 日本神経学会，監：認知症疾患診療ガイドライン2017．医学書院，2017.
9) Boeve BF, et al：Curr Neurol Neurosci Rep. 2002；2(2)：169-77.

（岡田一平，藤城弘樹）

3章 認知症の治療を症状別に"識る"

11 意識明晰度の動揺（日中傾眠），せん妄の治療

> **SYLLABUS**
>
> ▶ 睡眠・覚醒は，脳活動によってもたらされるため，脳機能の加齢による変化は睡眠・覚醒に影響を与えます。認知症では，病的な脳機能の低下により，睡眠構造や睡眠リズムの変化を認め，急激な認知機能の低下や幻覚妄想状態を生じることがあります。それはしばしば意識明晰度の動揺（日中傾眠）を伴いますが，そのような場合，せん妄の可能性を念頭に置く必要があります。本項では，まず認知症患者によくみられる日中傾眠について述べ，しばしば関連するせん妄についてその特徴を示し，近年注目されているレム睡眠行動障害（RBD）との鑑別や，実際の診療上留意する点に触れていきます。

1 日中傾眠について

- 日中傾眠は高齢者，特に認知症患者でしばしば観察される症状です。脳機能低下に伴う生物学的な背景のみならず，活動量の低下など，社会的・環境的要因も影響していると考えられます。また，身体疾患や薬物の影響，併発する睡眠障害によって夜間の睡眠が十分確保されないことも要因と考えられます[1]。
- 改訂されたDLBの臨床診断基準では，日中の傾眠が支持的特徴に加わり，病初期に出現することがADとの鑑別診断に役立ちます[2]。
- 睡眠障害の治療については前項をご覧頂きたいと思いますが，日中傾眠を示す患者にせん妄が関連している場合には，特別な対応が必要になることがあります。

2 せん妄とは

- せん妄とは，脳機能の一時的な低下による意識と注意の障害のことです。急性に発症し，症状が変動することが特徴で，さらに認知の障害を伴います。
- せん妄は，興奮や徘徊，易刺激性などが主体となる過活動型，無気力や傾眠などを示す低活動型，それらが交代して出現する活動水準混合型に分類されます。このうち，過活動型では，認知症と同様に幻覚，妄想，不安，不穏などの精神症状を認めるため，一般高齢者では認知症との鑑別が重要となる一方で，認知症に合併することも多いため注意が必要です。

3 せん妄の3因子

- 準備因子は，せん妄を起こしやすくする素地をつくります。高齢，認知機能障害，脳器質的疾患の既往（脳梗塞，脳出血，頭部外傷など），アルコール多飲，せん妄の既往などが該当します。事前にこのような要因の有無を評価しておくことが重要です。
- 直接因子は，せん妄を起こす直接のきっかけとなるものです。様々な疾患や薬剤などが該当します（表1）[3]。
- 誘発促進因子は，せん妄の発症を促進し，遷延化させます。便秘や疼痛，不眠や不安などの身体的・精神的苦痛や環境要因などが該当します。

表1 せん妄の直接因子

中枢神経疾患	脳血管障害，変性疾患，脳感染症，腫瘍，外傷
代謝障害	腎不全，肝不全，低血糖・高血糖，低栄養，ビタミン欠乏症，水・電解質平衡障害，酸塩基平衡障害
内分泌疾患	甲状腺機能低下症，副甲状腺機能亢進症・低下症，クッシング病，アジソン病，下垂体機能低下症
膠原病	全身性エリテマトーデス
血液疾患	貧血
呼吸・循環器疾患	心不全，呼吸不全，低酸素血症
金属代謝障害	アルミニウム，銅，鉛，マンガン，ヒ素
全身疾患	感染症，悪性疾患
薬物・依存性物質	向精神薬（特にベンゾジアゼピン系抗不安・睡眠薬），副腎皮質ステロイド，インターフェロン，抗パーキンソン病薬，抗コリン薬，H_2受容体拮抗薬，非ステロイド性消炎鎮痛薬，アルコール，有機溶剤

（文献3より一部改変）

4 せん妄の診断（表2）[4]

- 診察では，見当識障害の有無の確認とともに，連続引き算や数字の逆唱などを行わせて，注意の維持ができるかどうかをみることがひとつのポイントとなります。
- せん妄に間違えられやすい疾患として，レム睡眠行動障害（REM sleep behavior disorder；RBD）があります（表3）。これは，レム睡眠中に夢の内容に伴う精神活動が行動化を示す病態です。DLBにおいてRBDは高頻度にみられ，中核症状のひとつとなりました[2]。

表2 DSM-5におけるせん妄の診断基準

A	注意の障害(すなわち,注意の方向づけ,集中,維持,転換する能力の低下)および意識の障害(環境に対する見当識の低下)
B	その障害は短期間のうちに出現し(通常数時間〜数日),もととなる注意および意識水準からの変化を示し,さらに1日の経過中で重症度が変動する傾向がある
C	さらに認知の障害を伴う(例:記憶欠損,失見当識,言語,視空間認知,知覚)
D	基準AおよびCに示す障害は,他の既存の,確定した,または進行中の神経認知障害ではうまく説明されないし,昏睡のような覚醒水準の著しい低下という状況下で起こるものではない
E	病歴,身体診察,臨床検査所見から,その障害が他の医学的疾患,物質中毒または離脱(すなわち,乱用薬物や医薬品によるもの),または毒物への曝露,または複数の病因による直接的な生理学的結果により引き起こされたという証拠がある

いずれかを特定:物質中毒,物質離脱,医薬品誘発性,他の医学的疾患による,複数の病因による
該当すれば特定:急性,持続性
該当すれば特定:過活動型,低活動型,活動水準混合型

〔日本精神神経学会(日本語版用語監修),高橋三郎・大野 裕(監訳):DSM-5 精神疾患の診断・統計マニュアル,p588-9,医学書院,2014をもとに作成〕

表3 レム睡眠行動障害と夜間せん妄を見分けるポイント

	レム睡眠行動障害	夜間せん妄
異常行動	夢内容と一致することが多い(暴力的行動など)	周囲の状況を認識できない
持続時間	数分	数十分〜数時間
症状発現時期	入眠後90分以降のレム睡眠中	様々
目の開閉	閉じている	開いていることが多い
声かけなどの刺激による覚醒	容易	困難
夢内容の想起	鮮明に想起できることが多い	想起できない

5 せん妄の対策

- まずは,直接の原因となる身体的疾患の治療,原因薬物の減量,誘発促進因子の除去などが必要となります。
- 薬物療法として,以下に投与例を示します[5]。いずれも低用量から開始し,症状をみながら漸増する必要があります。症状が治まり次第,漸減中止を検討します。2011年に厚生労働省から,クエチアピン,ハロペリドール,ペロスピロン,リスペリドンについて「器質的疾患に伴うせん妄・精神運動興奮状態・易怒性」に対しては適応外使用を認める通知が出されています。

興奮を伴わない場合
- トラゾドン（レスリン®・デジレル®，25～50mg）
抗うつ薬。抗うつ効果よりも入眠効果のほうが強く，軽い鎮静効果があり，適応外使用となります。

興奮を伴う場合
- クエチアピン（セロクエル®，12.5～50mg）
抗精神病薬。副作用としての錐体外路症状の悪化が少なく，適度な鎮静効果があります。糖尿病には禁忌です。
- リスペリドン（リスパダール®，錠剤・液剤，0.5～1mg）
抗精神病薬。副作用としての錐体外路症状，過鎮静に注意が必要です。

CONFERENCE

症例　80代，女性（probable DLB）

【現病歴】夫と同居する息子夫婦が介護していたが，比較的急速に夜間幻視とともに「ここは自分の家ではない」と場所誤認を認め，家を出ていくなどの行動を生じたため来院。

【現症】初診時，認知機能の変動，パーキンソン症状，RBD，自律神経障害，日中の眠気を認め，MMSE 20点であった。

【経過】身体疾患の除外診断をした上で，probable DLBとせん妄の臨床診断を行い，ドネペジル（アリセプト®10mg）の投与と介護保険申請によるデイサービス利用を開始。しかし，夜間の問題行動が残存するため，睡眠衛生指導を継続しつつ不眠に対しラメルテオン（ロゼレム®8mg）を追加投与したところ，夜間良眠が可能となり日中の傾眠が軽減された。

〈解説〉
- 本症例は，比較的急速に夜間の問題行動が出現したため，まず身体疾患の鑑別診断が必要となりました。認知症診療では，身体疾患の併発によりしばしばせん妄を生じることがあり，身体疾患が隠れていることに注意が必要です。DLBでは，夜間せん妄と幻覚妄想やRBDの鑑別診断が難しいことも多いですが，ADに比較してせん妄の既往が多いことが報告されています[6]。本症例では，介護力が比較的充実していたことも要因ですが，睡眠衛生指導を含めた非薬物療法を実施することで夜間の症状の軽快を図ることができました。パーキンソン症状や自律神経障害もあり，転倒のリスクが高いと考えられたことから，筋弛緩作用の少ないラメルテオンを選択しました。

AUTHOR'S EYE

1. 認知症診療において，急激な認知機能低下や精神症状の悪化はせん妄を疑い，身体疾患の併存を除外診断することが重要である。
2. せん妄の3因子について熟知し，薬物療法を実施する前に回避できる要因について対処することが必要である。

文 献

1) 谷向 知, 他：老年精医誌. 2006；17(12)：1303-9.
2) McKeith IG, et al：Neurology. 2017；89(1)：88-100.
3) 岸 泰宏：病棟・ICU で出会うせん妄の診かた. 八田耕太郎, 他編, 中外医学社, 2012, p9.
4) 髙橋三郎, 他：DSM-5 精神疾患の診断・統計マニュアル. 医学書院, 2014, p588-93.
5) 厚生労働省：かかりつけ医のための BPSD に対応する向精神薬使用ガイドライン（第2版）.（2018年2月閲覧）
 http://www.mhlw.go.jp/file/06-Seisakujouhou-12300000-Roukenkyoku/0000140619.pdf
6) Vardy E, et al：Int J Geriatr Psychiatry. 2014；29(2)：178-81.

（平野光彬, 藤城弘樹）

4章 認知症の予防・介護・在宅医療・法律を"識る"

1 軽度認知障害――定義，診断基準を中心に"予備軍"を理解する

> **SYLLABUS**
>
> ▶世界中で認知症，特にADの根本治療薬の開発が活発です。しかし今のところ，認知症になってからでは，もはや薬物療法は有効ではありません。そこで，早期発見・予防と治療の可能性を求めて，前駆期である軽度認知障害（mild cognitive impairment；MCI）が注目されるようになりました。本項では，この概念の定義，疫学事項，検査・診断法などを紹介します。

1 軽度認知障害（MCI）の定義と分類

■ MCIとは，認知症ではないが正常とも言えない境界域の知的状態を意味します。早期認知症の前段階とほぼ同義であると言ってもよいでしょう。実は，この用語は以前から提唱されており，同じMCIという術語でも提唱者ごとに定義が異なります。Petersenら[1]によって定義されたMCIの基準を以下に示します。

- 主観的な物忘れの訴え
- 年齢に比し記憶力が低下
  （記憶検査で平均値の1.5SD以下）
- 日常生活動作は正常
- 全般的な認知機能は正常
- 認知症は認めない

■ いくつかの定義変更を経て，記憶とその他の認知機能（言語機能，遂行機能，視空間機能）の障害の有無により4つのサブタイプに分類されるようになりました（**図1**）[2]。まず，記憶障害の有無により，amnestic MCIもしくはnon-amnestic MCIにわけられます。さらに，それぞれは単一の認知領域の障害か複数の障害かによってsingle domainかmultiple domainにわけられます[3]。そして，これら4つのタイプごとに予後が異なると考えられています。

2 診断方法

■ MCIの診断手順は示されているものの，一定の診断手段はありません。しかし，Petersenら[1]によるamnestic MCIを基準とするなら，以下のように診断すべきかと思われます。
① まず，認知症ではないことを確認します。つまり，日常生活の実態を詳しく聴取し

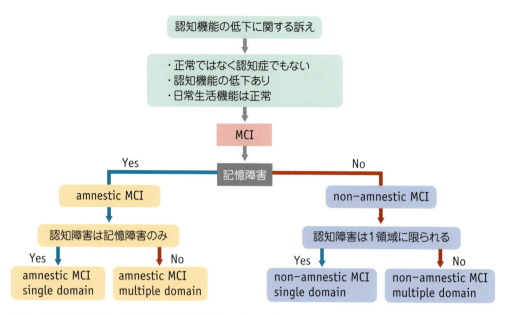

図1 MCIのサブタイプ診断のためのフローチャート

（文献2より転載）

て，認知機能が後天的かつ進行性に低下していないことを確認します。

②次に，身体機能や年齢などを勘案して，自立した社会・家庭生活が営めているかをみます。そこでは，道具的ADL（IADL）の能力が重要となります。たとえば，買い物をして支払いができるか否か，主婦ならどの程度自力で料理をできるのか，なども有用な目安となります。また，HDS-Rなどのスクリーニング尺度も役に立つでしょう。こうして，後天的な認知機能障害に由来する生活障害はないことから，認知症ではないと判断するのが第一歩となります。

③その上で，以下に示す個々の認知機能を評価します。基本的には，記憶（主にエピソード記憶と論理記憶），言語機能，遂行機能，視空間機能，推論，注意の能力が検査されます。それぞれの認知領域について年齢，性別，教育年数を制御した上での平均値から1SDもしくは1.5SDを下回っていれば，その機能障害を疑って下さい。もっとも，自施設で各テストを標準化するのは困難であるため，標準化がなされている尺度を使えばよいでしょう。

■これらの認知機能を評価するのに，どのテストを使えばよいのかがしばしば問題となります。これも定まってはいませんが，論理記憶が最も重視されていることから，Wechsler Memory Scale-Revisedの論理記憶Ⅱが頻用されています。

3 検査所見

■上に述べた神経心理学検査所見を基本として，次の補助診断法があります。

画像診断

- MCIや初期ADの画像所見を視察法で正確に評価するのは難しく、MRIと脳血流SPECTのいずれにおいても画像統計解析の利用は不可欠です。MRIでは、大脳でも特に海馬付近の萎縮が注目されます（図2）。MCI期では、海馬傍回の前方にある嗅内野皮質の萎縮がポイントになります。また、脳血流SPECT（図3）や脳代謝PETでは、後部帯状回や楔前部などにおける血流低下という特徴的な所見が注目されます。
- 最近では、アミロイドPETにより脳内にあるAβを直接確認する方法が普及しつつあります。

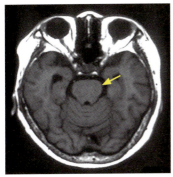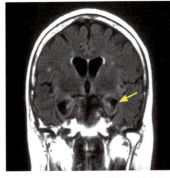

図2 MRIにおけるアルツハイマー型認知症のMCI状態の注目点
矢印付近が海馬だが、MCI状態では特に海馬傍回の萎縮に注意する

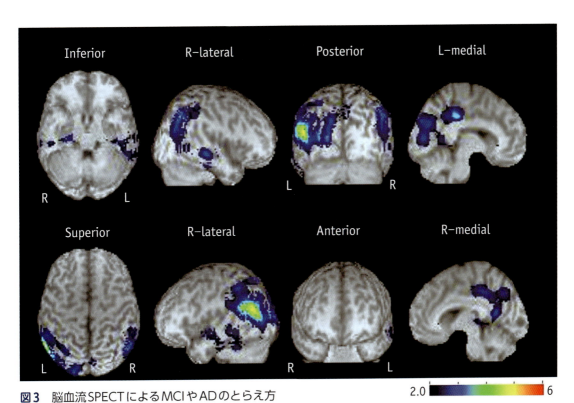

図3 脳血流SPECTによるMCIやADのとらえ方
ADによるMCI患者のSPECT画像。画像統計解析により、脳血流の低下部位が典型的に示されている

バイオマーカー

- 現時点で，MCIや初期ADの診断に最も有用と考えられているのは，脳脊髄液（CSF）に含まれるバイオマーカーです。CSFバイオマーカーとしては，老人斑の主要構成成分であるAβ42と神経原線維変化を構成するリン酸化タウが注目されてきました。
- CSFにおけるこれらの物質をELISAによって定量すると，MCIや初期ADのCSFにおいてAβ42は低下し，リン酸化タウは上昇しています[4]。

4　治療内容（予防法）

- MCIの治療として，まずADの危険因子に関する研究から指摘された身体疾患への対応が注目されています。次に食品[5]，既存のAD治療薬などの薬剤，そして運動と認知トレーニングが挙げられます。

身体疾患

- 危険因子の基本となるのは，肥満，耐糖能異常，脂質異常症，高血圧が集積した病態（メタボリックシンドローム）です。本病態により動脈硬化性疾患の発症リスクが飛躍的に増加するため，こうした疾患への対応が重要となります。

食品

- AD発症には，酸化ストレス，ホモシステイン関連ビタミン，脂質，アルコールなどが関係するとされます。そこで，青魚などの食品の摂取，あるいは地中海式の食事様式が認知症の発症に防御的に働くのではないかとした疫学研究もあります。しかし，こうした研究の結果はこれまでのところ確立していません。

AD治療薬

- MCIに対するドネペジルの部分的な効果を認めた報告が1つあります。ドネペジルの服用により，1年間であれば認知症への進行を有意に抑制できるというものでしたが，その後の進展防御効果はないとされています[6]。しかしそれ以外には，部分的であってもMCIへの効果を認めたものはなく，現時点では抗コリンエステラーゼ阻害薬（ChEI）も，MCIから認知症への進展率を低下させたという科学的根拠はありません。よって，MCIから認知症への進展予防にChEIを使用することは積極的には勧められません。

運動と認知トレーニング

- 運動[7]と認知トレーニング[8]については，予防効果が期待できるとされています。そのため，有酸素運動やWebを用いた認知トレーニング機器の使用なども勧めたいです。

5　外来での指導

- まず，MCIは疾患ではないため，後述するように回復の可能性があることを説明します。ADの前駆状態として絶望的になる患者もいるので，今後の努力次第では希望が持てるというメッセージを伝えたいです。

6　経過と症状

リバート率

- いったんはMCIと診断されても，後日の評価で知的に正常であると判定されることをリバージョンと言い，そのような個人をリバーターと言います。従来の報告では，リバート率は14～44%とかなり高いです[9]。特に，地域研究におけるMCIでは複合的な集団とされ，この傾向が強いです。

コンバート率

- MCIから認知症への進展率（コンバート率）についてメタアナリシスした報告においては，平均で年間10%前後とされています[10,11]。

AUTHOR'S EYE

1. 認知症への注目が高まるほど，MCIが注目されるようになっている。
2. MCIと診断された多くの人は，この状態への否認と恐怖の気持ちを持つ一方で，進行をストップさせたいと願う。それだけに，こうした領域に関わる者としては，この混沌とした心理をまず理解する必要がある。
3. 運動や認知トレーニングにおいて，具体的な教示や指導ができるようになることが望まれる。

文献

1) Petersen RC, et al: Arch Neurol. 1999;56(3):303-8.
2) 朝田 隆：認知症診療Q&A 92. 中島健二, 他編. 中外医学社, 2012, p3.
3) Petersen RC, et al: Arch Neurol. 2005;62(7):1160-3.
4) Diniz BS, et al: World J Biol Psychiatry. 2008;9(3):172-82.
5) Luchsinger JA, et al: Lancet Neurol. 2004;3(10):579-87.
6) Petersen RC, et al: N Engl J Med. 2005;352(23):2379-88.
7) Ohman H, et al: Dement Geriatr Cogn Disord. 2014;38(5-6):347-65.
8) Simons DJ, et al: Psychol Sci Public Interest. 2016;17(3):103-86.
9) Ritchie K, et al: Neurology. 2001;56(1):37-42.
10) Frisoni GB, et al: J Gerontol A Biol Sci Med Sci. 2000;55(6):M322-8.
11) Mitchell AJ, et al: Acta Psychiatr Scand. 2009;119(4):252-65.

（朝田　隆）

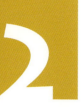

4章 認知症の予防・介護・在宅医療・法律を"識る"

サルコペニア，フレイル
——認知症予防のための基礎知識

> **SYLLABUS**
> ▶サルコペニア，フレイルは，高齢者の精神・身体機能が低下して虚弱に至った病態です。認知症は，精神機能の低下から直接発生するようにみえますが，身体機能の低下によって不活発となることが，精神機能の低下をまねくこともあります。「体を動かさない」ことは運動能力の低下をきたし，認知症発生のリスクを高めると言えます。

1 サルコペニア，フレイルの定義

- サルコペニアとは，加齢に伴って筋肉量が減少し，筋力低下・筋萎縮がみられることを言います。フレイルは高齢となって，身体的・精神的虚弱のため身体的，精神心理的，社会的機能が低下して活動が少なくなり，要支援・要介護状態になりやすい状態を示します。高齢者ではサルコペニアを基盤として，フレイルが発生しやすくなります。サルコペニアは筋肉量低下という高齢者に普遍的に起きることを基盤としていますが，フレイルは上記のような多面的な機能低下を含む，加齢に関連した病的な障害の準備状態とも言えます。

2 サルコペニアの診断基準

- サルコペニアは**図1**[1]のように，高齢者で握力の低下または歩行速度の低下がある場合，筋肉量を測定して診断するという基準が提唱されています。
- 簡便法として「指輪っかテスト」という，両手の拇指と示指で輪を作り，下腿の一番太いところを輪で囲む方法があります。輪のほうが下腿よりも大きければサルコペニアを疑います。

3 フレイルの診断基準，分類

フレイルの診断基準

- Friedら[2]の定義によれば，フレイルは①握力の低下，②活動量の低下，③歩行速度の低下，④疲労感，⑤体重減少，の5項目中3項目以上該当する場合とされています。
- 最近では，簡易版フレイル・インデックス（**表1**）[3]も推奨されています。

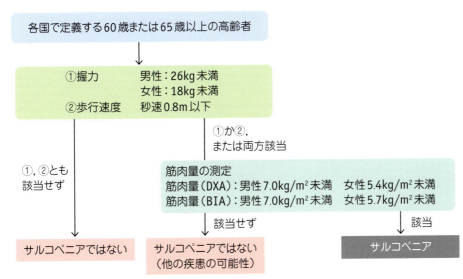

図1 サルコペニアの診断基準
DXA：二重エネルギーX線吸収測定法，BIA：生体電気インピーダンス法
（文献1より引用改変）

表1 簡易版フレイル・インデックス

①	6カ月間で2〜3kg以上の体重減少はありましたか？
②	以前に比べて歩く速度が遅くなってきたと思いますか？
③	ウォーキングなどの運動を週1回以上していますか？
④	5分前のことが思い出せますか？
⑤	（ここ2週間）訳もなく疲れた感じがしますか？

5項目中3項目以上該当する場合，フレイルと評価する
（③，④は否定した場合該当） （文献3より引用改変）

表2 フレイルの分類

身体的フレイル
精神心理的フレイル ｝ → 閉じこもり
社会的フレイル

1つでも，複合していても，要支援・要介護状態になりやすいが，逆にフレイルから健康な状態に戻ることもできる

フレイルの分類

■ フレイルは**表2**のように，3つの要素にわけられます。疾患やストレスの負荷により，要支援・要介護状態になりやすいことが特徴ですが，フレイルから健康な状態に戻ることもあり（**図2**）[4]，地域によっては地域保健などでその予防・対策が積極的に取り組まれています。特に，精神心理的フレイルと社会的フレイルは，高齢者の「閉じこもり」という社会問題につながる重要なポイントです。

認知症とフレイルの関係

■ 上述のように，フレイルの分類の中でも，特に精神心理的フレイルと社会的フレイルは「閉じこもり」につながり，認知機能低下，うつ，不安などをきたしやすくなります。したがって，フレイルと診断される患者は，既に認知機能障害を有していることが多く，特に血管性認知症の頻度が高いと言われています。一方で，フレイルの悪化はアルツハイマー型認知症発症の有意なリスクであることが報告されており，フレイルと認知症との因果関係が明らかになりつつあります。

- フレイルについては，身体機能の低下に目が向けられがちですが，コミュニケーションが乏しくなり，精神的に不活発になることで認知機能が低下しやすくなることにも注意すべきです。

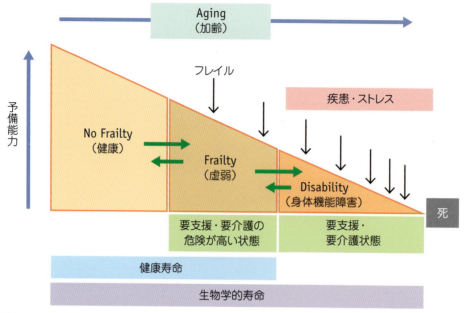

図2　フレイルと要支援・要介護状態　　　　　　　　　　　　　　　　（文献4より引用）

AUTHOR'S EYE

1. サルコペニア，フレイルは加齢に伴い増加する普遍的な病態であり，その過程を遅らせるには社会生活への参加や運動，栄養などが大切である。
2. 認知症の発症を予防する上でも，これらの対策が重要であることは強調されているが，サルコペニア，フレイルに対する介入は有効であることが明らかになっている一方，認知症に対してはまだ不明な点が多いと思われる
3. 現状では，高齢者総合的機能評価（CGA）を行い，上記対策を統合して実施することが必要。

文献

1) Arai H, et al：Geriatr Gerontol Int. 2014；14(Suppl 1)：1-7.
2) Fried LP, et al：J Gerontol A Biol Sci Med Sci. 2001；56(3)：M146-56.
3) Yamada M, et al：J Am Med Dir Assoc. 2015；16(11)：1002. e7-11.
4) 国立長寿医療研究センター：長寿医療研究センター病院レター第49号．（2018年2月閲覧）
http://www.ncgg.go.jp/hospital/iryokankei/documents/hospitalletter49.pdf

（浅井幹一）

4章 認知症の予防・介護・在宅医療・法律を"識る"

3 健康生活——食事・飲酒・運動・睡眠からみる具体的な認知症予防

> **SYLLABUS**
> ▶根本治療がない現状において，認知症性疾患に罹患することを回避し，健康寿命を延ばすにはどうしたらよいのでしょうか．本項では，患者・家族からよく質問を受ける食事や飲酒，運動，睡眠について，evidence basedで解説します．

1 食事

- 地中海式食生活と言われる，オリーブオイル，穀物，野菜，果物，ナッツ，豆，青魚，鶏肉を中心とし，乳製品および赤身の肉を控えたレシピ内容に少量のワインの摂取が有用とされています．日本では，大豆および関連製品，緑黄色および淡色野菜，海藻，牛乳やチーズなどの乳製品，青魚，イモ類，適度な飲酒に，米の摂取量を抑えたレシピ内容がこれに相当するでしょう（久山町研究より）．両者の共通点は，ω3系脂肪酸を筆頭に，抗酸化物質の多い食事内容であることです[1~4]．
- ω3系脂肪酸に関しては，アセチルコリンエステラーゼ阻害薬を服用する認知症患者で，ドコサヘキサエン酸（DHA）とエイコサペンタエン酸（EPA）の認知機能への影響を検討したRCTがあり，MMSE 27点以上の摂取群では非摂取群に比べMMSEの低下が有意に抑制されたという報告があります[5]．
- また，栄養状態と認知症の関連も数多く報告されており，ADでは，認知機能の低下と体重減少の間に正の相関を認めます[6]．

2 アルコール

- 2008年，アルコールに認知症予防効果があるというメタ解析の結果が報告されました[7]．23件の研究報告のメタ解析であり，少量のアルコール摂取はADや血管性認知症のリスクを軽減するという内容です．
- それでは，「健康的な飲酒量」とはどの程度の量になるのでしょうか．厚生労働省の「健康日本21」によると，節度ある適度な飲酒量とは，純アルコール量で1日平均約20gまでとされます．
- アルコールの基準飲酒量（standard drink：1ドリンク）は国ごとに設定されており，米国の場合1ドリンク14g（純アルコール量，以下同），カナダでは1ドリンク13.6g，

ドイツおよびイタリアでは1ドリンク12g, フランスでは1ドリンク10g, 英国では1ドリンク8gとなっています。こうしてみると, わが国の1ドリンクの設定が異常なほど高いことに気づかされます。

- そこで現在は, 世界標準に合わせた純アルコール量10gをわが国の基準飲酒量に再設定しています。具体的には, ビールであれば250mL, アルコール度数13%のワインでグラス1杯未満(96.2mL), アルコール度数15%程度の日本酒なら0.5合未満(実際には83mLですので0.46合)となります。一般的な750mLボトルでグラス6杯取りがワインの基本ですので, 少ないと感じる方もいるのではないでしょうか。

> **純アルコール量の計算式**
> 純アルコール量(g)＝アルコール飲料の量×アルコール度数×係数0.8

3　コーヒー

- カフェインは, 神経保護作用および前頭皮質に作用して情報処理能力を改善させる作用を有します。これに関して, 1日1〜2杯のコーヒーを摂取している群では, 摂取していない群に比べMCIへ移行しにくいという報告[ハザード比(HR)0.31, 95%信頼区間(CI)0.13〜0.75]や[8], 1日平均261mgのカフェインを摂取している群では, 平均64mgを摂取している群に比べ有意に認知症の罹患率が低かったとの報告があります[9]。
- 文科省による「日本食品標準成分表2015年版」では, コーヒー豆抽出液(焙煎豆10g/熱湯150mL)に含有されるカフェイン量は0.06gとあります。一般的なコーヒーカップの容量は140mL前後であり, 豆10gに対して140mL程度の熱湯で淹れることを考えると, カップ1杯分のレギュラーコーヒーがこの成分量に該当します。こうしてみると, 1日2杯程度のコーヒー摂取が, 実際の指導内容としてはよいかもしれません。

4　緑茶

- 緑茶に含まれるフラボノイドであるカテキンは, 抗酸化物質として作用することが知られています。特に, エピガロカテキン-3-ガレート(EGCG)は, 強い神経保護作用および修復作用を示します。
- 70歳以上の高齢者1,003人を解析対象とした研究では, 緑茶の摂取が2杯/日以上, 1杯/日から4杯/週, 3杯/週以下の3群で比較したところ, 1日2杯以上の緑茶を摂取している群で有意に認知機能の低下が防げたと報告しています[10]。他にも, 緑茶を毎日1〜6杯摂取している群では, まったく摂取しない群に対しMCIや認知症になりにくい(オッズ比0.47, 95% CI 0.25〜0.86)という報告もあります[11]。
- ちなみに, 文科省による「日本食品標準成分表2015年版」では, 煎茶抽出液(茶10g/

90℃熱湯430mL)に含有されるカフェイン量は0.02gとあります。

5　運動

- 運動と認知機能に関しても多くの報告があります。いずれも，ウォーキングなどの運動をしている群ではADの発症が予防されるという内容で，RCTからメタ解析まで様々なevidenceを求めることができます[12]。pubmedの検索欄に「physical exercise スペースdementia」などと入力してみて下さい。驚くべき量の研究報告を目にされることでしょう。
- 実際の運動量としては，中等度の運動量を毎日負荷することがよいとされ，Metabolic equivalent (MET)で3～4 METs，具体的には30分程度の早足でのウォーキングがこれに相当するとされています。

6　睡眠

- 加齢に伴い浅睡眠が増加し，大脳皮質で生じる深睡眠（徐波睡眠）は減少します。また，概日リズムの前進も生じるため，睡眠構造は変化します。神経変性疾患に伴う認知症では，こうした加齢性変化に器質的変化が加わるため，睡眠構造はより大きく変化することになります。実際，ADの64％に何らかの睡眠障害が合併し[13]，アセチルコリン作動性神経細胞の減少によりREM睡眠は減少，オレキシン産生細胞の減少により日中の傾眠が生じ，睡眠覚醒リズム障害が惹起されます[14]。
- 睡眠障害の中でも，睡眠時無呼吸症（OSAS）は特に認知症のリスク要因として重要です。脳循環動態が低下すると，脳の神経細胞への酸素供給量も低下し，細胞の変性脱落が直接・間接的に生じることになります。したがって，間欠性かつ慢性経過の低酸素状態を生じるOSASは，認知症のリスク要因となります。ちなみに，低酸素状態が直接Aβの産生を増加させることも報告されています[15]。
- 睡眠の状態と脳脊髄液中のAβやタウといったバイオマーカーとの関係から，睡眠衛生が不良だとADの発症リスクが増大することも知られており[16]，睡眠医学の観点からも予防介入することが必須と言えるでしょう。
- 詳細は第3章の10および11に譲りますが，最後に，睡眠障害からの流れでベンゾジアゼピン系睡眠導入薬（BZP）について触れておきます。つい処方してしまうBZPですが，BZPの使用経験あり群では，使用経験なし群に対して認知症発症の推定リスクが1.49倍であるという内容のメタ解析をみる限り[17]，認知症発症のリスク要因と考えてよいでしょう。転倒リスクの増大という面からも，安易なBZP処方は避ける必要があります。

7　サプリメント

■ サプリメントについては，有用性をevidence basedでlikely effective（おそらく有効），possibly effective（有効性が示唆されている），possibly ineffective（効果がないことが示唆されている），likely ineffective（おそらく効果がない）に分類した，米国の"Natural Medicines Comprehensive Database"（『健康食品・サプリメント[成分]のすべて 2017 ナチュラルメディシン・データベース』，同文書院刊）を参考にするとよいでしょう。馬肉やラム肉に多く含まれるカルニチンやイチョウの葉の成分であるEGb761，セージ，レモンバームなどは，認知症性疾患の予防および進行抑制に有用である可能性が示唆されています。

AUTHOR'S EYE

1. いわゆるhealthy lifeが認知症予防の要である。患者にはなるべく具体的に説明することが重要。
2. 患者家族からのアルコールやカフェインに関する質問には，evidence basedな回答をする。
3. 玉石混淆なサプリメントについても，evidenceを押さえた対応をする。

文献

1) Ozawa M, et al：Am J Clin Nutr. 2013；97(5)：1076-82.
2) Ninomiya T, et al：Hypertension. 2011；58(1)：22-8.
3) Fujishima M, et al：Ann N Y Acad Sci. 2002；977：1-8.
4) Yoshitake T, et al：Neurology. 1995；45(6)：1161-8.
5) Freund-Levi Y, et al：Arch Neurol. 2006；63(10)：1402-8.
6) Soto ME, et al：J Alzheimers Dis. 2012；28(3)：647-54.
7) Peters R, et al：Age Ageing. 2008；37(5)：505-12.
8) Solfrizzi V, et al：J Alzheimers Dis. 2015；47(4)：889-99.
9) Driscoll I, et al：J Gerontol A Biol Sci Med Sci. 2016；71(12)：1596-602.
10) Kuriyama S, et al：Am J Clin Nutr. 2006；83(2)：355-61.
11) Noguchi-Shinohara M, et al：PLoS One. 2014；9(5)：e96013.
12) Guure CB, et al：Biomed Res Int. 2017；2017：9016924.
13) Rongve A, et al：J Am Geriatr Soc. 2010；58(3)：480-6.
14) Liguori C, et al：JAMA Neurol. 2014；71(12)：1498-505.
15) Peers C, et al：Ann N Y Acad Sci. 2009；1177：169-77.
16) Sprecher KE, et al：Neurology. 2017；89(5)：445-53.
17) Zhong G, et al：PLoS One. 2015；10(5)：e0127836.

（眞鍋雄太）

4章 認知症の予防・介護・在宅医療・法律を"識る"

口腔ケア――歯と歯周病からみる認知症予防

> **SYLLABUS**
>
> ▶口腔ケアは，摂食嚥下障害に伴う誤嚥性肺炎の発症を抑制することが報告され，認知症患者（誤嚥性肺炎発症ハイリスク群）に対する口腔ケアの重要性が再認識されています。認知症患者は自発的な口腔清掃が困難になるため，う蝕と歯周疾患が増加し，口腔衛生環境は著しく悪化します。また，義歯の着脱や清掃も困難となり，口腔粘膜疾患が生じやすくなります。その結果，かみ合わせ異常による咀嚼機能低下と摂食嚥下障害から栄養状態の悪化をまねき，全身機能低下が加速されます。口腔ケアは認知症の進行を抑制するためにきわめて重要であると考えられています。口腔疾患（う蝕，歯周病，歯の欠損）による咀嚼障害や咀嚼機能低下と認知症発症を関連づける基礎研究も報告されつつありますが，明確な関連性を示すには至っていません。

1 口腔機能と身体の関係

- 歯は口腔機能の維持にきわめて重要で，食べること（咀嚼，嚥下，唾液分泌，味覚）とコミュニケーション（発音）において中心的役割を果たしています。すなわち，歯を中心とする口腔機能はヒトが生きるための栄養補給，筋力維持，免疫力維持，および社会性の維持に重要な役割を担っており，口腔機能の低下は生きることに対する意欲低下や全身機能低下につながります。健康長寿を維持するためには，口腔機能の維持と改善が重要であり，歯科医療関係者の支援が不可欠です。

2 かみ合わせや残存歯数と認知機能の関係

- 認知症患者は，症状に相関してかみ合わせ（咀嚼）機能の低下が認められます。この原因は，口腔清掃不良を原因とするう蝕や歯周病による歯の喪失，さらには義歯清掃不良による使用困難によってかみ合わせの異常が起きやすくなることにあります。かみ合わせの異常は顎の筋肉にも影響を与え，自然と硬いものがかめなくなり，栄養状態の低下にもつながります。かみ合わせに関連する筋機能の低下は摂食嚥下に影響し，食べる量の調整が難しくなり，食べこぼし，および誤嚥や窒息のリスクも顕著になってきます。
- 一方，歯の喪失が認知症のリスクを高めることが疫学調査で報告[1]されていますが，そのメカニズムは明らかにされていません。動物実験において，歯の喪失が認知症を悪化させることを，ADモデルマウスを用いて解析した結果，臼歯のかみ合わせをなくした

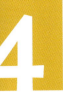

マウスは臼歯のかみ合わせを維持したマウスに比べ，学習・記憶能力が有意に低下し，さらに脳の海馬神経細胞数が有意に減少しました。両マウスの脳内Aβ沈着は有意差がないため，「アミロイド仮説」とは異なる機序で起こることが示唆されています[2, 3]。

3　歯周病と認知機能の関係

- 歯周病と認知機能低下の関係は，認知症患者の自発的口腔清掃の不良や歯科医院への通院困難によるものと考えられていましたが，最近ではADモデルマウスに歯周病原因菌を感染させると脳内Aβが対照群より高くなったり，さらにヒト歯周炎の臨床検査値と脳内Aβ蓄積量に相関関係が認められるなどしています[4, 5]。また，軽度～中等度AD患者の歯周組織検査を6カ月追跡解析した結果，歯周病は認知機能を6倍低下させることが示唆されました[5]。さらに，AD患者では歯周病原因菌（T. denticola, P. gingivalis）の血中抗体値が健常者と比較して高いことが報告され，歯周病が認知機能低下に関与していることが示唆されています[6]。
- また，これまでに中高年以上を対象とした歯周病と軽度認知症の関係についての調査報告がいくつか行われてきました。フィンランドで2000年に行われた研究[7]では歯周病と軽度認知症の相関性は認められませんでしたが，米国で1999～2002年に行われた同様の研究[8]では相関性が認められており，現段階で歯周病と認知症の関係を明確に結論づけるのは困難です。
- しかしながら，歯周病の局所炎症が認知機能低下に影響を及ぼすとの基礎研究が蓄積されつつあり，また認知症による自発的口腔清掃の不良は，う蝕や歯周疾患を進行させ，口腔常在菌による日和見感染の発症リスクを高めます。以上のことから，歯周病治療による口腔内環境の改善と口腔ケアが，認知機能低下の抑制に重要であると考えられています。

4　認知症予防および誤嚥性肺炎予防

- 肺炎は死因の第3位ですが，加齢とともに発症率は増加し，65歳以上の高齢者の大部分が肺炎で死亡します。肺炎患者の多くは誤嚥もしくは不顕性誤嚥（夜間の睡眠中に唾液が肺に入る）の反復が原因ですが，特に口腔清掃不良時には容易に誤嚥性肺炎が引き起こされます。
- 認知症の初期には摂食嚥下障害は少ないですが，血管性認知症では口腔内や周囲筋肉の運動障害・感覚低下によって，初期から嚥下障害が重度になることがあります。また，レビー小体型認知症も早期からパーキンソン症状出現のため摂食嚥下障害が起こりやすいです。さらに，認知症の進行とともに意思伝達が困難もしくは不可能となり，口を開けてくれず食事を拒否するようになります。また，同時に摂食嚥下機能低下や摂食嚥下困難となり，誤嚥を繰り返すことになります。

5　口腔ケアの重要性と実際

■ 現在，認知症を含む要介護高齢者の肺炎感染リスクを減少させるには，口腔ケアが重要であることは明らかです。肺炎発症者は，口腔ケア実施群と未実施群においては未実施群で有意に多く，肺炎による死亡者も未実施群で有意に多いという結果が得られています[9]。以上のことから，認知症および要介護高齢者の口腔ケアは誤嚥性肺炎および呼吸器感染症の予防にきわめて重要であり，家族，介護者および歯科関係者が口腔ケアを通じて病院，施設，在宅で誤嚥性肺炎を予防することが必要とされています。

6　口腔ケア実施における注意事項

■ 以下に，口腔ケア実施の際の注意事項を6点示します。

1. 患者との信頼関係を構築
2. 家族，介護者による継続的な実施
3. 患者の体調および精神状態を理解
4. 食後に坐位で実施
5. 口腔ケアの無理強いは禁忌
6. 苦痛は最少限に

■ 口腔ケアを実施する際に重要なことは，礼儀正しく誠実な態度で患者および家族に接することです。口腔はヒトとしての尊厳に関与する部位であり，細心の配慮を必要とします。口を開くことは心を開くことと同じです。口腔ケアは，術者と患者の心が通じて初めて実施可能となるものであり，決して無理強いして行うものではありません。

AUTHOR'S EYE

1. 口腔機能の維持は生きる意欲の源となる。
2. 認知症患者に対しては口腔ケアを行い，誤嚥性肺炎の発症を予防する。
3. 口腔ケアは術者と患者の心を結ぶ架け橋である。

文献

1) Kondo K, et al: Dementia. 1994; 5(6): 314-26.
2) 重冨俊雄, 他: 日口腔科会誌. 1998; 47(3): 403-7.
3) Ekuni D, et al: Neuromolecular Med. 2011; 13(3): 197-203.
4) Olsen I, et al: J Oral Microbiol. 2015; 7: 29143.
5) Olsen I, et al: J Oral Microbiol. 2016; 8: 33029.
6) Sparks Stein P, et al: Alzheimers Dement. 2012; 8(3): 196-203.
7) Syrjälä AM, et al: Gerodontology. 2012; 29(1): 36-42.
8) Wu B, et al: Aging Ment Health. 2010; 14(6): 695-704.
9) 米山武義, 他: 日歯医会誌. 2001; 20: 58-68.

（石井信之）

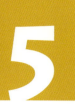

4章 認知症の予防・介護・在宅医療・法律を"識る"

BPSDへの対応
――具体的な対応・指導例

> **SYLLABUS**
>
> ▶ BPSDを「問題行動」ととらえる時代は終わり，これらを本人のSOSやコミュニケーションの手段と考えるようになりました。BPSDに対応するには，まず「器質性」のBPSDか「環境性」のBPSDかをアセスメントすることが必須です。「環境性」であれば発症の要因があるため，それをひもとくスキルと，行動の背景や気持ちを理解しようとする取り組み姿勢が大切になります。認知症があっても落ち着いた生活を送るために「パーソン・センタード・ケア」で個別をとらえます。

1　パーソン・センタード・ケア（person centered care）

- イギリスの臨床心理学者トム・キットウッド（1937～1998年，ブラッドフォード大学教授）により提唱され，当時の業務中心のケアや認知症を医療モデルとしてとらえる考え方に対して，「人」中心のケアの重要性を主張したものです。
- 「その人らしさ（パーソン）を中心とした（センタード）介護（ケア）」が一般的な和訳であり，「本人本位」と表現されることも多くあります。
- 認知症がある人を1人の「人」として尊重し，その人の視点や立場に立ってケアを行おうとする認知症ケアの考え方ですが，ケアだけでなく関わる人すべてが持つべき重要な考え方です。

認知症に影響する5つの要素

- 認知症の症状は，次の5つの要素からなるとトム・キットウッドは考えています。

> ①脳の障害【原因疾患】
> ②性格【性格傾向・対処スタイルなど】
> - 認知症の症状なのでしょうか，もともとの性格によるものでしょうか
> ③生活歴【職歴・趣味・暮らしてきた地域など】
> - 本人ならではの過去の情報がケアに活かされていますか
> - なじみの暮らし方と現在の生活に大きなズレはありませんか
> ④健康状態【視力・聴力・合併疾患・薬の副作用など】
> - 身体機能の低下，体調不良や不快感，薬の副作用が影響していませんか
> ⑤環境【対人的・物理的・社会的】
> - 子ども扱い，のけ者扱い，嘘やごまかし，自尊心を傷つけられる扱いを日々受けていませんか
> - 広さ，落ち着き，明るさ，室温，わかりやすい表示などにおいて不快感や不安のない環境で過ごしていますか
> - 他の人と関わりがあり，自分が人から認められる喜びを得ていますか

認知症の人の心理的ニーズ

- 一人ひとりの個別性をふまえ，また関わりを通して，その人が今どのような体験をし，どう感じているかを周囲の人が理解し，支えようとすることが大切です。

介護家族の認知症のとらえ方，それに対する応じ方

- 介護家族に認知症への理解が十分ないと，何でも訓練すれば治ると勘違いし，スパルタ的になる場合があります。また，自分の生活にも大きな影響がある負担感から，感情に基づいた極端な判断や訴えをしがちです。そして，異常にみえる行動を何でも「症状」ととらえ，すべて薬で治るものだと思い込みます。
- 実は，これらの誤った対応も認知症の人のBPSDを引き起こします。介護家族は，自分の言動が原因で認知症の人の混乱を引き起こし，自分に負担がかかっているという悪循環を理解しなければなりません。しかし，ただ一方的に介護家族の対応の誤りを指摘するのではなく，家族の感情や置かれている立場に理解を示すことが大切です。

2 BPSDへの対応

- 「パーソン・センタード・ケア」の項目でも触れたように，まず家族に対して以下の事柄に心当たりはないか尋ねて下さい。

> - BPSDの背景にある，願いや感情，訴えたいことは何でしょうか
> - 特に要因が，気づかれない身体的な不快感，環境の中にあるでしょうか

- "How to"ではなく"Why？"を導くことが先決です。これこそが「急がば回れ」で解決の近道となることが多いものです。個別の要因がありますので，そこを一緒に考えていく必要がありますが，診察室で答えが出ない場合はケアの専門職に共に取り組んでもらうよう勧めることが大切です。
- 以下では比較的相談の多いケースをもとに，その要因に気づく糸口となる質問と，個別的な考慮を加えた標準的な対応にはどのようなものがあるかご紹介します。

被害的な訴え

- 「あんたが盗った」「みんなが自分の陰口を言っている」「ご飯がもらえない」と近所に言いふらされている，などの被害的な妄想に対処できず困っている家族は多いです。妄想は，認知症がある人にとっては「事実」以外の何物でもないことが厄介です。

【質問】
- それはどのようなときに言いますか，何か特徴はありますか？
- 誰がターゲットになりますか？　その人とはどんな関係性ですか？
- 人からほめられて喜ぶ，力を発揮して認められる機会はありますか？

【対応】
- 記憶障害が中心的な症状にある場合，すっぽり抜け落ちた記憶に対してなんとか辻褄を合わせようとした結果であることを説明します。
- 盗られたと訴えているものを「一緒に探す」という方法を紹介している手引書もありますが，盗んだとされる加害者が加わると不信感が増す場合がありますので，要注意です。
- たとえば，ご家族に「自分がしまったはずのところに使いたい物品が見当たらなかったら，『誰かが持って行ったに違いない』と人のせいにしたことはないか」と尋ねてみます。「そもそも人にはそういうところがあり，口に出さないだけ。そこをセーブできなくなるのが認知症です」と説明します。
- 記憶障害がある人すべてに「被害的な妄想」が出るわけではありませんが，「一番信頼している身近な人こそ加害者にされる可能性がある」と初期段階から説明しておくと，あらかじめ心構えができるので，実際に出現したとき冷静に受け止められるようになります。また，加害者と思い込まれた人は，時には少し距離を置くことも大切です。
- どちらかというと世話好きで頼りにされていた人が認知症になったときに「被害的」になることが多いようです。認められる機会，力を発揮する機会につながる支援を受けられるように勧めてみましょう。
- 作話の場合は，よからぬ噂が近所に流れると，地域の中でご家族の立場が悪くなります。近所との関係性もあると思いますが，できれば病気の症状であることを地域の人にも理解してもらうことを勧めます。

様々なことを拒む
〈風呂に入らない〉
■ 清潔に関する意識が希薄となり，面倒臭がる傾向が加わるとこのような主張をします。

【質問】
- 認知症になる前は「風呂好き」でしたか？ 温泉や銭湯はどうですか？
- 今まで週に何回くらい風呂に入っていましたか？ 1人で入っていましたか？
- 入浴中，何か嫌な思いをしたという心当たりはありませんか？
- そのほかに面倒臭がる行為はありますか？

【対応】
- 相談に対し「風呂に入らないくらいで死なない」と応じる言葉をよく聞きますが，ご家族の中にはその言葉で気が楽になる人もいれば，逆に「この人は頼りにならない」と信頼を失う場合もあるので注意します。
- それまでの習慣がまったく崩れているようであれば，認知症の深まりによるものであることを説明し，今まで好きだった入浴形態，たとえば温泉に行くなど，少しでもそのような体験がよいきっかけになるようアドバイスします。

- デイサービスで入浴介助をお願いしているのに入ってこないというときも，何か要因があるはずです。たとえば，介護スタッフに対して羞恥心がある，昼間に入浴したくない，自分の好みの入浴方法ではない，という場合があります。また，デイサービスの意味がわからず，食堂や会社だと思い込んでいればなぜそこで裸になって入浴するのかが理解できない場合もあります。
- 湯温調節がわからなくなり，熱い湯や水をかぶったことがあった，入浴後に湿った体で洋服を着ることが重労働だったなど，1人で入浴していたときに，嫌な思いをした可能性もあります。
- 入ってしまえば「気持ちよかった。また入りたい」と言うのに，入浴前は拒むという面倒臭がりの傾向もみられますが，これも普通のことです。見え透いた理由を並べることが認知症特有なのです。ご家族の入浴に関する常識や期待を少しゆるめてもらうほうがストレスも軽減するでしょう。
- 皮膚の問題，臭いの問題がどの程度あるかも入浴回数のポイントになります。足湯，手湯，清拭を上手に活用すれば，入浴につながることもあります。

〈薬を飲まなくなる〉

■「毒」と思い込んで強い拒否に出ることがあります。

【質問】
- どの薬をいやがりますか？　いつの時間帯の薬を飲みませんか？
- 服薬介助は誰がしていますか？　薬のほかに「毒」と思い込むものはありますか？

【対応】
- 認知症が深まると口当たりの悪いもの，粒々しているものは何でも口から吐き出す傾向があります。
- しっかり食事量を確保すると，おなかがいっぱいになり薬と水を飲みたくないということもあります。
- 毒だという妄想は「死にたくない」という願望の表れでもあり，薬を渡す介助者との関係による場合もあります。服薬介助をする人を替わってもらうか，薬だとわからないように服用させる方法を考えてみます。
- 1日3回食事する前提ではなく，個々人の日常習慣を知る必要があります。ご家族に食事回数を尋ね，1日の服薬回数を調整し，服用する薬が食後でなくてもよいのであれば，あらかじめ説明しておくとよいでしょう。これは残薬防止にもつながります。

〈なかなか水分を摂ってくれない〉

■ 様々な要因があり，認知症のタイプや深まり具合も併せて検討する必要があります。熱中症や脱水にならないように介護家族も一生懸命になりがちですが，あまり言いすぎるとかえって反発して拒まれるケースもみられます。

【質問】
- 好きな飲み物は何ですか？ 飲むときにむせることはありますか？
- 勧めても飲まないときにはどのような理由を言いますか？

【対応】
- 糖分，カフェインは注意しなければなりませんが，少しでも飲みたいと思える飲料をできるだけ種類を多くそろえて選べるようにします。
- 一口ずつ，回数を多く摂るほうが効果的なので，ショットグラスのサイズで提供します。トイレに行った後は必ず飲むなど，何かに結びつけて飲む行為を習慣づけます。特に，「トイレに行きたくなるから飲まない」という人には試みるとよいでしょう。
- 液体にこだわる必要はありません。市販のゼリー飲料でも，家庭でゼラチンを使って固めたものでもよいでしょう。季節によっては氷や凍らせたものも活用できます。
- 認知症が深まるとコップを手渡されても飲むという行為がわからなくなります。目の前にいる人の真似をする場合は，飲む姿を見せて真似てもらいます。
- 飲み込む力，吸う力などの様々な能力に応じて，道具を組み合わせます。

同じことを繰り返し聞く，言う

■ 自分で言ったことを忘れてしまい，聞いた内容も忘れるので何度も同じことを言います。同じことを繰り返し聞いてくるのは，不安な気持ちがあるからです。

【質問】
- どのようなことを，どのようなときに繰り返し聞いてきますか？

【対応】
- たとえばデイサービスに行く日か，送迎は何時かなど，繰り返し聞く場合はその都度答えることが標準的な対応とされていますが，口頭で答えるだけではストレスがかかります。その人の有する能力に合わせて文字化するなどの工夫をするようアドバイスします。
- 電波時計で，日付，曜日なども表示されるものを活用します。カレンダーやメモのそばに時計がないと確認が困難になり，ウロウロすることにもなります。
- 人の見当識がある場合は，家族図に写真と説明を加えたものも利用できます。

■ 同じことを何回も言う場合もあります。聞いてくる場合と違い，アピールが主なので対

応はむしろ楽かもしれません。何回か同じことを言ってきたら，「わかった，～なんでしょう？」と先回りして言うと，逆に「よく知っている」と驚かれ，そのインパクトが強いと同じことを言わなくなることがあります。

幻視の訴え

- DLBの場合，幻視・錯視などの症状があります。ご家族にとっては気味が悪く，受け入れにくい症状です。

  【質問】
  - いつ，どのようなときに，何が見えると言いますか？

  【対応】
  - 病気によるものであることを丁寧に説明します。幻視が出たときは「あなたには見えるけれど私には見えない」と，肯定も否定もしないのが原則です。
  - たとえば幻視から「○○が来ているからお茶を出してやりなさい」と言われたら，その通りにお茶を出すのが「肯定」であり，幻視・妄想を深めていく可能性につながります。逆に「そんなのいるはずないでしょう！」と言うことは「否定」であり，関係を悪くし心理的ダメージを与えます。
  - 見えるとどのような気分になるかをしっかり受け止めた上で，「いないものが見える病気」であることを，関わる人すべてからDLB患者本人に伝えるようにします。
  - どこで，どのように，何が見えるかの訴えをもとに，薄暗がり，影ができる環境，壁の模様，反射など，幻視・錯視につながる環境は改善するようアドバイスをします。
  - 幻視に近づいて手を伸ばして触ってみることで，実在しない「幻」だと体得できることもあります。

暴力的になる，大声でどなる

- 介護する家族にとっては多大なストレスがかかるところです。温厚だった人であれば病気の影響が考えられますが，もともと気性の激しい人であれば性格の延長です。まずはそこを見きわめます。

  【質問】
  - 認知症になる前はどのような性格でしたか？　認知症になったことで変わりましたか？
  - どのようなきっかけで怒り出すかはわかりますか？

【対応】
- 突然，理由も思い当たらずに怒り出すときは，トイレや別室に逃げる，あるいはコーヒーを飲みに行くなど，目の前からしばらく離れるだけで，本人はすっかり怒っていたことも忘れて，その後は普通に接することができる可能性があります。
- 便秘などの身体的不調から暴力的になるケースもあります。

不潔行為（ゴミ箱に排尿，部屋の隅に排尿，便を壁になする等）がある

- トイレの場所がわからないので容器にした，真ん中ではなく端っこにした，手についたものを洗うことがわからず，壁で拭ったと考えると「不潔」と言い切れないことに気づきます。
- わかりにくい環境，身体に不快な状況を改善することに着手します。

AUTHOR'S EYE

1. 医療も介護も「パーソン・センタード・ケア」で応じる。
2. BPSDには背後に要因があり，それをとらえることが先決となる。
3. 適切な質問から要因を見出し，個別の対応をアドバイスする。

文献

1) 認知症介護研究・研修大府センター：パーソン・センタード・ケア（その人を中心としたケア）について．（2018年2月閲覧）
https://www.dcnet.gr.jp/about/person.html
2) 長谷川和夫，他：その人を中心にした認知症ケア．ぱーそん書房，2016．

（長澤かほる）

4章 認知症の予防・介護・在宅医療・法律を"識る"

認知症患者のリスクマネジメント
──ケースでみる具体的な指導

> **SYLLABUS**
> ▶ 認知症患者は認知機能の低下によって，事故が起きる可能性が高まり，心身状態が悪化する危険が潜んでいます。本項では安心・安全に暮らすために，どのような視点で生活環境，生活行為，生活手段をとらえる必要があるかを原因疾患別に考えます。リスクを予測することが大切ですが，過度に制限を加えないようコントロールすることも必要です。

1 リスクコントロールの考え方

■ 以下に，認知症患者のリスクコントロールの考え方を示します。

> ①回避…リスクに関わる事象と関係を絶つこと。
> 【例】「餅は窒息の危険があるので一切食べさせません」
> ②予防…損失の原因となる事象の発生そのものを抑えること。
> 【例】「餅は小さく切って雑煮にし，汁物にして食べさせます」
> ③防御…発生した事象による影響を排除したり，拡大を防止する活動。
> 【例】「もし餅が喉に詰まりかけたらすぐ対処できるよう，必ず見守りながら食べてもらいます」

2 原因疾患別にみたリスクの特徴と対応

アルツハイマー型認知症の場合

■ リスクは認知症の深まりによっても変化しますが，代表的なものを取り上げます。

〈外に出たがる，出ると帰ってこられない〉

■ 「外に出たがる」（BPSD）ことと「帰ってこられない」状態（中核症状）は違うので別々の対策が必要です。落ち着けない環境となっている要素はないか，不穏になるのは夕方など特定の時間帯であるかについて考えます。

- 「外に出ることを億劫がっているので，『徘徊』はない」と思い込むご家族もいますが，ある日突然スイッチが入ったようにどんどん遠くまで行ってしまったケースもあります。
- 繰り返される場合，特定の時間帯なら近所の人やボランティアにサポートしてもらいます。
- 玄関や窓などは一般的な施錠をします。開いている高窓から抜け出す元気な認知症患者もいます。ドアを開けると音が鳴る後づけのセンサーにより，最初の段階で発見できます。
- 近隣の住民や立ち寄りそうな店舗の店員などに，見かけたら連絡してもらうようあらかじ

め依頼します。最寄りの警察署，交番にも届け出をして保護をお願いする方法もあります。
- 地域によって，行方不明になることは命に関わる場合があります。いわゆる「徘徊発見ネットワーク」など組織的に取り組んでいる地域もありますので，地元の取り組みを把握しておくと助けになります。

〈食べ物ではないものを食べる（異食）〉
- 手の届くところに口に入れやすいものを置かないようにします。
- 胃腸障害を起こす，中毒が起きる（ボタン電池など），窒息する（ティッシュペーパーなど），といったことの原因になるものを排除します。
- 食べてもよいものを見えるところに置きます。美味しさが半減しても包装資材などは取り除いておきます。

レビー小体型認知症の場合

- 「全身病」なので，認知機能だけではないところにもリスクはあります。

〈転倒しやすい〉
- パーキンソン症状，起立性低血圧（血圧の変動），認知機能の変動，という3つの症状によって歩行時，坐位時，入浴時などのあらゆる場面で転倒の危険があります。転倒して大腿骨を骨折し，寝たきりになり一気に悪化する可能性があります。また，下肢筋力低下は肺炎を重篤化させます。
- 声をかけるときは，必ず正面に回って声をかけます。
- 座っているときでも後ろから声をかけたり，階段昇降中に声をかけるのは急にバランスを崩すことにつながるので転落の危険があります。
- 服装に注意します。
- 丈の長いスカートや裾が広がっているズボンなどは踏みつけて転倒しやすくなります。上衣のデザインにもドアノブなどに引っかかりやすいものがあるので注意が必要です。
- 入浴するときに注意します。
- 洗い場や浴槽内では滑り止めマットなどを活用します。
- 浴槽のまたぎがうまくできない高齢者には「バスボード」などを通常は提案しますが，姿勢反射障害があると座って足を上げるとき，後ろに転倒しやすくなります。手すりを設置し，浴槽内に「浴槽台」（介護保険で購入できます。ただし，高さ調整のために必要でも，洗い場用にもう1台購入することはできません）を置いて，立って安全にまたげるようにします。
- 惰性で動作をしないよう段階を意識します。
- ダイニングテーブルの椅子から立ち上がるときなど，「立つ」「横に出る」「向きを変える」「歩き出す」など段階を声に出して行うようにするとバランスを取りやすくなります。
- 歩行中に向きを変えるときも同様です。

〈失神しやすい〉
- 血圧の変動によって，特に血圧が下がりやすいために起きます。
- 食事は1食の量を減らして，回数を増やします。
  - 満腹になると意識がなくなりやすくなります。一般的な「食後に眠くなる」というものではなく，「気絶」しているような状態です。ただし，気づかれないので大騒ぎになることもなく，ある程度の時間で回復します。
  - 食事中に起きることもありますが，嘔吐を伴う場合は喉につまらないよう注意します。
- 意識がなくなることが多いので，救急搬送のラインを見きわめます。
  - 通所系施設や入所系施設で困っているのが，失神したときにかかりつけ医に電話すると「救急車を呼びなさい」と言われることです。そのときはスタッフもオロオロしますが，大抵の場合，救急車が到着するまでに意識が戻ります。しかし，要請した救急車には乗らなければならず，病院で「異常なし」と言われて帰ってくることになります。通所系施設利用時に病院へ迎えに行くのはご家族なので，就労中であれば仕事を中断しなければならず，かえって負担が増え困惑します。
  - 意識を失っているときのバイタルや顔色，時間などを記録してもらい，平常時のバイタルと比較して救急搬送が必要なラインを見きわめて情報提供をしてあげて下さい。

〈レム睡眠行動障害などで夜間に家を出てしまう〉
- いわゆる「徘徊」ではありません。夢と現実の境がなくなったときに出現する行動です。
- 睡眠前にテレビを観るなど視覚を刺激することは避けます。予防策を講じることは困難ですが，起こりうることを前もって知らせておき，その場合はどうするかをご家族に考えてもらいます。

前頭側頭型認知症の場合
- 万引きや反社会的な行動に出ることが多くみられます。

〈交通ルールを意識しなくなり，信号機や踏切の警報を無視する〉
- 「我が道を行く」行動が多くなり，危険という認識が欠如するので，1人で外に出るとこのような危険な行為が起こりうることを知らせます。
  - 外出時は誰かが一緒に行動するようにします。
  - このリスクを知らせないと問題になるので注意しましょう。

3　認知症全体でリスクとなる問題

- 認知症全体でリスクとなる問題としては，以下の3つが挙げられます。
  - 自動車安全運転の問題（高速道路逆走も含めて）
  - 線路内立ち入りの問題
  - 火の不始末から起きる火災の問題

■ 問題提起しかできませんが，行政によっては対策をとっているところもありますので，地域の窓口に相談することも勧めて下さい．また，その他のリスク対応については**表1，2**にまとめました．

表1 その他のリスク対応：支援方法例

リスク	対応
薬の飲み忘れ 薬の過剰摂取	お薬カレンダーを活用する ・1日の服用回数に合わせてカレンダーを改良する ・薬包に日付を入れる ・そばに月日と曜日が表示されるデジタル時計を置く
	人的支援を受ける（介護保険利用者の場合） ・調剤薬局薬剤師の訪問（1カ月の訪問回数を調整する） ・訪問介護サービス（ヘルパー）の支援 （ただし，他のサービスの利用状況によりヘルパーの訪問回数には制限がある）
転倒	転倒防止のための車いすの使用 〔要介護2以上の場合〕 ・介護保険で福祉用具のレンタルができる ・本人が歩行器代わりに押しながら歩くのは危険である ・ケアマネジャーに相談するように伝える 〔軽度者（要支援1・2，要介護1）でも転倒リスクが高い場合〕 ケアマネジャーから「確認書」の記入依頼がある ・老企第36号第2の9（2）における該当項目（i, ii, iii）の確認 ・該当する疾病名と，それに伴う福祉用具の必要性に関する医学的所見

表2 環境性のBPSDへの対応

- BPSDを認知症がある人からの「SOS」と見做す
- BPSDには要因，背景，理由がある
- 特に「薬」「基礎疾患」「人的環境」が三大増悪因子
- 自尊心に配慮し，患者が有する能力を適切に生かす機会をつくる

AUTHOR'S EYE

1. リスクマネジメントは適正なリスクコントロールから始まる．
2. 原因疾患によって主なリスクは違う．
3. リスクは完全には回避できないが，事前に知らせなければ問題となる．
4. 受け入れられる部分は人によって違うので，個別の対応方法をアドバイスする．

文献

1) 東京都福祉保健局：平成28年度東京都認知症介護実践リーダー研修資料．

（長澤かほる）

4章　認知症の予防・介護・在宅医療・法律を"識る"

7 在宅介護のサポート体制――患者にあった介護環境，具体的な指導法

> **SYLLABUS**
> ▶行き過ぎた手厚さは，かえって認知機能の低下をまねく恐れがあります。過不足のないサービス紹介を行い，認知症患者が安心して生活するための日常手段（食事・排泄・入浴）に加え，本人だけでなくご家族の介護力や環境から，住まい方そのものを提案します。

1　在宅での日常生活において

食事関連

〈調理とセッティング〉

- 要支援・要介護認定者で，助けがあればまだ調理は可能だと判断できるとき，ご家族がその援助をできない場合は訪問介護（ヘルパー）の利用を勧めます。
- 公的もしくは民間の配食サービスがあります。塩分やカロリーなどがきちんと管理され，疾患別の療養食もあるので簡便です。一方，主食がご飯であるため飽きられやすいという難点もあります。
- 嚥下能力に応じて介護用のレトルト食品も活用できます。大型スーパーでの直接購入のほか，カタログやインターネットでも購入できます。

排泄関連

〈トイレ〉

- 見当識障害によって自宅でもトイレの場所がわからないときは，トイレのドアを開けておく，電気を点けっぱなしにしておく，本人がわかる表示を書いておく（トイレ，便所，ご不浄など），などの方法を提示します。
- トイレに行くことをせめてもの歩行機会としたいご家族がいます。しかし，尿意・便意があるときには注意深く歩くことが難しいので，かえってリスクが高まることがあります。トレーニングとしての歩行は，食事やおやつのときにダイニングテーブルまで歩いてもらうなどのほうが安全です。
- ポータブルトイレは介護保険によって1割負担で購入できます。家具調の椅子としても使えるものが主流ですが，トイレに見えないので混乱することはないか，部屋の中での排泄をいやがるか，毎日誰が始末をするか，などは導入の際の注意点です。

〈失禁対策〉
- 特に日中の失禁が心配な場合は，市販の「吸水パッド」から導入します。3～200cc程度まで対応するものがそろっています。特に，「トイレに行きたくなるから水分を摂らない」という場合には勧めます。
- 夜間に何度もトイレに起き，本人もご家族も睡眠不足になる場合は，泌尿器系の疾患の有無を診た上で，ぐっすり眠ることの大切さを説明します。睡眠薬の処方が必要かもしれません。それに合わせてリハビリパンツ，尿取りパッドの使用を勧めます。「眠る」という目的のために薬と組み合わせるなら，リハビリパンツも受け入れやすくなるかもしれません。

入浴関連

〈自宅での入浴〉
- 手すりを提案しても，賃貸や浴室の材質によっては施工が困難な場合がありますので，確認しながら提案します。介助が必要なら，ご家族や訪問介護（ヘルパー）に対応してもらいます。

〈施設での入浴〉
- 1日型の通所介護（デイサービス），通所リハビリ（デイケア）で入浴ができます。地域によっては入浴が目的の半日型の通所介護もあります。
- 形態としては，一般浴，個浴，リフト浴，チェアインバス，機械浴などがありますが，好みやまたぎの能力が選定のポイントです。
- 第4章5に示した通り，通所先で入浴を拒む場合があることを説明し，本人が安心して入れるなじみの入浴方法と手順を施設側に伝えて，慣れてくれるのを根気よく待つこともつけ加えて下さい。

2　在宅介護から施設入所へ

家族が一時的に介護ができない状況

- 短期入所（ショートステイ）は1～2カ月前に申し込むところが大半です。介護休養（レスパイト）目的で，毎月適正な日数を利用することは勧めたいですが，認知症患者にはリスクがあることを理解しておく必要はあります。

介護家族の就労がシフト制などで不定期な状況，
　　　または認知症患者がひきこもっている状況

- 小規模多機能型居宅介護のサービスの利用が適しています。「訪問」「通い」「宿泊」（デイサービス・ショートステイ）という3つの形態を1箇所で組み合わせたサービスです。「通い」「宿泊」には1日の定員数があるので，登録者全員でわけ合って利用します。「看

護」を組み入れた「複合型サービス」という形態もあります。
- 「訪問」で介護スタッフとなじみになれば「通い」ができ，毎週○曜日としない利用も可能です。なじみの場所での「宿泊」なら本人の安心感にもつながります。

援助があれば自立できる一方，家族の介護力では困難な状況，または住環境が適切でない状況

- 認知症対応型共同生活介護（グループホーム）への住み替えを考えます。
- 「早く施設へ」と思っても，サービス付き高齢者向け住宅（サ高住）はワンルームに1人で住むイメージです。初期の認知症であれば可能でも，やがて適切な住まいとはならなくなるかもしれません。ただし，サ高住も千差万別ですので，まずは調べることが大切です。

要介護度が重い状況

- 特別養護老人ホームへの入所を視野に入れます。また，ケアマネジャーに地域の入所状況を確認してもらいます。今後を考慮するために3～6カ月程度，介護老人保健施設（老健）に一時入所することもひとつの方法です。

Author's Eye

1. 在宅サービスは必要なところで，必要な方法で，必要な量を活用する。
2. 認知症のステージと家族の状況に合わせて段階的にサービスを変更していく。
3. 在宅介護から施設へ移行する際は，タイミングと経済状況に合わせて施設を選ぶ。

（長澤かほる）

4章 認知症の予防・介護・在宅医療・法律を"識る"

介護保険――求められる主治医意見書，内容を具体的に教えます

> **SYLLABUS**
> ▶主治医の「意見書」は要介護認定の要です。専門外ですと「認知症」に関わる内容を記載しにくいかもしれませんが，要介護度やケアプランに反映されるものとなります。どの項目に，何をどのように記載するとよいか「主治医意見書記入の手引き」をもとに解説します。

1 主治医意見書記入の手引き

- 慣れてくると「意見書」の項目だけを見て記入するようになりますが，もう一度「主治医意見書記入の手引き」をじっくり読んでみて下さい。基準が少々自己流になっていたことに気づくかもしれません。本項では，認知症に限定した記入方法を示します。

2 第2号被保険者の特定疾病

- 該当するのは，「初老期における認知症」（アルツハイマー型認知症，血管性認知症，レビー小体型認知症など）です。その他の特定疾病を併せ持つ場合も稀にあります。
- 外傷性の「高次脳機能障害（認知障害）」は基本的に該当しません。障害者支援を勧めます。

3 傷病に関する意見

診断名

〈筆頭に書くべき診断名〉

- 罹患している傷病の診断名を記入しますが，先生ご自身が診察している傷病に限らず，一番上には生活機能低下の直接の原因となっている傷病名を記入します（介護保険申請のきっかけとなったもの）。

〈認知症に関する診断名の書き方〉

- 第1章2にある通り，原因疾患がはっきりしなければ「何らかの疾患に伴う認知症」が望ましい記入の仕方です。
- 「アルツハイマー型認知症の疑い」という記入では，一次判定からの重度変更が見送られてしまう可能性もあります。しかし，「認知症」という漠然とした診断ではないのでケ

アプランの参考になります。この場合は「認知症（アルツハイマー型の疑い）」とすると審査にもケアにも有用です。

症状としての安定性

〈安定・不安定・不明〉

- 服薬で症状が安定していても，飲み忘れが多く症状に影響が出る場合やBPSDがみられる場合，特にDLBで認知機能の変動が著しい場合は「不安定」を選びます。
- 「要支援2」と「要介護1」のうち，「要介護1」になる基準は「不安定」を選択した場合です。

生活機能低下の直接の原因となっている傷病 またば特定疾病の経過および投薬内容を含む治療内容

〈経過と治療内容〉

- 認知症に関しては別項がありますが，ここでは筆頭に書かれた傷病が「認知症」である場合，日常生活にどんな影響を及ぼしているか詳細を記入します。

〈投薬〉

- 単に薬剤を羅列するのではなく，必ず服用しなければならない薬剤とその服用時間，頓服が必要な薬剤などを整理して記入します。これは，ケア担当者が飲み忘れを発見したときの判断材料にもなるからです。

心身の状態に関する意見

〈認知症高齢者の日常生活自立度（表1）〉

- ランクⅠは「認知機能の低下」または「MCI」レベルです。介護保険の認知症に関連するサービス（グループホーム，認知症対応型デイサービスなど）が利用できる基準はランクⅡ以上です。

〈認知症の中核症状と周辺症状〉

- 診察室の様子だけで判断しないようにします。
- 患者本人がいる前では言いにくいご家族もいるので，日常生活の様子を書いたものを持ってきてもらいます。別室で聞き取る方法もあります。
- 診断名の欄とこの項目の記載がちぐはぐにならないように注意します。
- 特に現行の認定調査書や主治医意見書では，DLBが拾い上げにくいので「経過」のところに状況を記載します。

生活機能とサービスに関する意見

〈移動・食生活〉

- 日常生活の様子をご家族から確認して記入して下さい。ご本人や日常生活をよく知る人から直接情報を得る認定調査員の特記事項と内容が乖離していることがあります。

〈サービス提供時における医学的観点からの留意事項〉
- 認知症患者も様々な持病がありますので,可能な運動負荷やリハビリの程度は「運動」の項目に,入浴時の基準などは「血圧」のところに記載します(書ききれない場合は「特記すべき事項」へ)。

〈特記すべき事項〉
- 介護の手間など,二次判定に役立つ情報を記入します。
- 落ち着いた生活を送れている要因が,薬やケアの効果である場合はそのことを記入して下さい。その記載がなければ認定が軽く出てしまい,安定を支えていたサービスを受けられなくなる場合があります。

CONFERENCE

症例

糖尿病患者を診ている家族から「血糖値や食事の管理は慣れてきましたが,認知症になったようで介護が大変になりました。介護保険は使えるでしょうか」との相談を受けた。

表1 認知症高齢者の日常生活自立度判定基準(概要)

ランク	判断基準(a, b はランクではなく場面・時間帯の区分)		
Ⅰ	何らかの認知症状はあるが,日常生活は家庭内および社会的にもほぼ自立している		
Ⅱ	日常生活に支障をきたすような症状・行動や意思疎通の難しい状況が多少はあっても,誰かが注意を向ければ自立できる	a	家庭外(慣れていないところ)で左記の状態がみられる。右記のように,今までできていたことでミスが目立つようになる
		b	家庭内(慣れているところ)でも左記の状態がみられる。右記のように,今までできていたことにミスが目立つようになる
Ⅲ	日常生活に支障をきたすような症状・行動や意思疎通の困難さがみられ,介護を必要とする	a	日中を中心として左記の状態がみられる。右記のいくつかがみられるが頻繁ではない
		b	夜間を中心として左記の状態がみられる。右記のいくつかがみられるが頻繁ではない
Ⅳ	日常生活に支障をきたすような症状・行動や意思疎通の困難さが頻繁にみられ,常に介護を必要とする	常に目を離せない状態	
M	著しい精神症状や周辺症状,あるいは重篤な身体疾患がみられ,専門医療を必要とする		

〔対応〕
1. どのような症状があり，介護にどのような手間があるのか把握します。
2. 主治医意見書が届いたら，①何らかの疾患に伴う認知症，②糖尿病，の順にし，本項で示した内容に沿って記入します。

〔先生方へのお願い〕
- 主治医の「診療科」を記入する項目がなく，病院名なども審査会ではマスキングされます。できれば「特記すべき事項」欄にご自身が何科の医師であるかを記載して頂くと審査のときに助かります。
- 日付だけ変えて，前回分をコピーアンドペーストすることは避けて下さい。
- できるだけ読みやすい文字で書いて頂けるようにもお願いいたします。

AUTHOR'S EYE

1. 「主治医意見書記入の手引き」を読み込み，項目ごとの目的を把握する。
2. 専門医でなくても認知症があることを記入する。
3. 認定審査やケアプラン作成のため，他者が活用するものであることを意識する。

(長澤かほる)

みられる症状・行動例	住まい方のイメージ
	・在宅 　独居可能 　支援があると安心
・たびたび道に迷う ・買い物がうまくできない ・事務手続きができない等	・在宅 　援助があれば独居も可能
・服薬管理がうまくいかない ・受けた電話の伝言ができない ・物をしまいこみ思い出せない ・訪問客への適切な対応が難しくなる ・同じことを繰り返し言う，尋ねる等	・在宅 　援助があれば独居も可能 ・小規模多機能型 ・グループホーム等
失語・失行・実行機能障害などの中核症状と，それに伴う周辺症状 ・気温に合った衣類が選べない ・きちんと洋服が着られない ・失禁に気づかない ・うろうろと動き回る ・自宅でも「帰る」と言う ・状況を考えず大声を出す ・清潔保持に無頓着になる等 怒りっぽい，抵抗，こだわりなどの程度は，もともとの性格との差異を考慮に入れて判断する	・在宅 　ただし独居は困難 ・小規模多機能型 ・グループホーム等 Ⅲと同様。加えて， ・特別養護老人ホーム ・介護老人保健施設等
・せん妄，妄想，興奮，自傷・他害等の精神症状や精神症状に起因する周辺症状が継続する状態 ・寝たきりで意思疎通が困難であり，主に経管・点滴での栄養摂取の状態等	・精神病院 ・認知症専門病院 ・老人専門病院 　などで治療・療養 ・在宅介護

(「厚生労働省老健局老人保健課長 老老発0930第2号 平成21年9月30日」より引用改変)

4章 認知症の予防・介護・在宅医療・法律を"識る"

9 介護家族のメンタルケア──かかりつけ医ができること，すべきこと

> **SYLLABUS**
> ▶認知症患者の介護負担は，心身の疲労蓄積による介護者の健康被害や認知症患者に対する不適切なケアの原因となることがあります．介護者の抱える問題へのアドバイスとともに，介護保険サービス，福祉サービス等の支援に関する情報を提供し，介護者が安心して穏やかな気持ちで介護できる環境づくりをサポートしましょう．

1 介護者にかかるストレスとその対処法

■米国アルツハイマー協会（Alzheimer's Association®）は，認知症患者の介護者にかかるストレスとして以下の10項目を挙げ，このような症状がある場合は医師等に相談するよう推奨しています．

1) 認知症の否認
2) 認知症患者・他人への怒り
3) 興味の喪失・ひきこもり
4) 将来への不安
5) 抑うつ
6) 疲労困憊
7) 不眠
8) いらだち
9) 集中力の低下
10) 心身の不健康

■こうした症状に対し，**表1**¹⁾のようなストレス対処法を提唱しているので参考にして下さい．介護者のストレスに適切に対処しなければ，介護うつ病になったり，介護放棄などの虐待に至る可能性もあるため，休養の必要性を理解してもらうよう心がけましょう．
■将来に対する不安や悲観的な考え方が強かったり，**表1**のような対処法でも改善しない場合は精神科や心療内科など専門医の受診を勧めましょう．介護者自身が高齢な場合も多いので，投薬が必要と思われる場合も安易に抗不安薬や睡眠薬を投与せず，専門医へ相談して下さい．以下では，症例を挙げてその具体的な対応例を提示します．

表1 介護者にかかるストレスへの対処法

・早期に診断を受ける（医師に相談する）	・リラクゼーション技術を使う
・地域の支援サービスや社会の制度を知る	・変化を受け入れる
・介護の勉強をする	・法的・経済的計画を立てる
・助けを求める	・現実的になる
・自分を大切にする	・自分を責めず，よくやっているとほめる

（文献1より一部改変）

CONFERENCE

症例　78歳，女性

長男夫婦と3人暮らし。2年前にアルツハイマー型認知症と診断され，意欲の低下からほとんどの時間を長男の嫁と一緒に自宅で過ごしていた。最近，介護主担者である嫁に対して「お金を盗った」と怒鳴ることが多くなり，憔悴した嫁からかかりつけ医に相談があった。

〔かかりつけ医の対応〕

BPSD（物盗られ妄想）と考えられることを説明し，最も世話をしている人に向けられやすい症状であると労いつつ，嫁の趣味を確認しました。趣味のための時間づくりとして，患者には通所リハビリテーションを導入。長男には週末の散歩などを協力してもらい，またショートステイを利用して嫁が実家に帰り気分転換ができるようにしたことで，患者との言い争いが減りました。

AUTHOR'S EYE

1. 介護者の介護疲れに目配りを怠らない。特に，認知症患者にBPSDがあるときは要注意。
2. 介護者の休養は，継続的な介護や適切なケアを行うために必要である。

文献

1) 米国アルツハイマー協会（Alzheimer's Association®）：ストレスからの解放．(2018年2月閲覧)
http://www.alz.org/asian/care/stress.asp?nL=JA&dL=JA

（小田原俊成）

4章 認知症の予防・介護・在宅医療・法律を"識る"

10 認知症に関わる遺伝因子
——正しく質問に答えるためのHow to

> **SYLLABUS**
> ▶ゲノム情報と環境因子が認知症の発症に関わります．易罹患性に関与する因子から，単一遺伝性疾患まで，ゲノム情報の影響の程度は様々です．

1 ゲノム情報が関与する認知症

- ADの2％未満の患者は早発型の家族性ADであり，15～25％は遅発型の家族性AD，75％は散発例とされています．家族性ADの約10％は単一遺伝性疾患ですが，残りは多因子疾患です[1]（図1）．1990年代に，ADに関連する4つの遺伝子が同定されました．このうち*APP*, *PSEN1*, *PSEN2*は，早発型常染色体優性AD（ADAD）の原因となります．*APOE*遺伝子は，遅発型ADの易罹患性に関与する因子です．

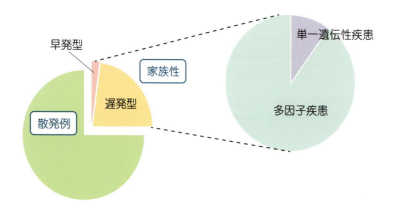

図1 アルツハイマー病の分類

2 単一遺伝性疾患としての認知症

- *APP*, *PSEN1*, *PSEN2*の浸透率はほぼ100％で，親とほぼ同じ年齢で発症します[2]．ADADでは40～50歳代の若年発症が多く，様々な神経症状を合併するという特徴があります[3]．家族性の前頭側頭型認知症（FTD）の原因遺伝子としては，*MAPT*, *GRN*, *C9orf72*などが報告されています[4]．

3 多因子疾患としての認知症

- 遅発型ADの強力な易罹患因子は*APOE*遺伝子の多型です。*APOE*遺伝子にはε2,ε3,ε4の3種類のアレルがあり,健常者が持つ最も多い遺伝子型はε3/3です。ε4は明らかな易罹患因子となります。*APOE*ε3/3型を1とすると,ε4ヘテロ接合体の発症リスクは3.2倍,ホモ接合体は11.6倍となります[5]。*APOE*ε4はADの発症リスクを明らかに上昇させますが,AD発症を決定づけるものではありません。一方,*APOE*ε2はAD発症に対して防御的に作用し,ε2/2型における発症リスクは0.6倍となります[6]。

> **AUTHOR'S EYE**
> 1. 家族性ADの大部分は多因子疾患で,約10%が単一遺伝性疾患である。
> 2. *APOE*ε4は遅発型ADの発症リスクを上昇させるが,発症を決定づけるものではない。

文献

1) Bird TD：Alzheimer disease overview.(2018年2月閲覧)
   http://www.ncbi.nlm.nih.gov/books/NBK1161/
2) Ryman DC, et al：Neurology. 2014；83(3)：253-60.
3) Kasuga K, et al：J Hum Genet. 2015；60(5)：281-3.
4) Loy CT, et al：Lancet. 2014；383(9919)：828-40.
5) Corder EH, et al：Science. 1993；261(5123)：921-3.
6) Farrer LA, et al：JAMA. 1997；278(16)：1349-56.

(荒川玲子,斎藤加代子)

11 在宅医療——概要と連携の実際

4章 認知症の予防・介護・在宅医療・法律を"識る"

> **SYLLABUS**
>
> ▶認知症患者が，見当識障害や遂行機能障害のために1人で通院することが困難になると，家人の付き添いが難しい場合は在宅医療が必要になります。また，症状が進行してBPSDなどにより介護者の目が離せなくなると，訪問診療を求められることも増えてきます。もとから治療されている生活習慣病などの治療継続，あるいは便秘などの身体症状のため薬剤投与も必要になります。この時点では要介護状態も進行しているため，介護負担軽減や服薬管理も含めて，チーム医療・介護が必要になります。
> 在宅介護が難しくなると，居住系施設や介護保険施設への入所を求められることがあります。ケアマネジャーなどと連携して，介護者の体調や介護負担を理解してショートステイ期間を増やしたり，在宅医療・介護から施設介護へ切り替える選択肢も考えます。

1 在宅における認知症の診断

- 認知症患者は，早期の場合を除いて自ら医療機関を受診することは少なく，介護者から在宅医療を求められたときには既に症状が進行していることが多いと言えます。在宅での初回診察では，介護者など家族から発症の様子を詳しく聞く必要があります。特に，身体合併症，転倒などによる外傷の既往，通院歴を含む既往歴，飲酒歴，服用薬剤などは個別のチェックが必要です。

- まずは，治療可能な認知症であるかどうかを鑑別すべきです。特に，慢性硬膜下血腫，甲状腺機能低下症，正常圧水頭症，脳腫瘍など，いわゆるtreatable dementiaの疑いがあれば病診連携により適切な施設へ紹介し，画像検査（CT，MRIなど），ホルモン検査，ビタミンB_1，B_{12}検査などの精密検査が必要になります。在宅でも，初診時には血液検査，生化学検査などルーチンに行われる検査は施行することが勧められます。貧血，低アルブミン血症，電解質異常などは高頻度に認められます。

- 認知症の主要病型について，在宅で確定診断することは難しいことも多いですが，AD，血管性認知症，レビー小体型認知症，前頭側頭型認知症などの区別をすることは，今後の予測を立てる上でも重要です（**表1**）[1]。最も頻度の高いADについては，高齢女性に多く，その特徴的な症状と進行の経過から診断は比較的容易です。一方，レビー小体型認知症や前頭側頭型認知症は，その存在を知らなければ見過ごすことがあります。

2　在宅医療のポイント

- バイタルサインや併存する生活習慣病についてのチェックは必要ですが，認知症の場合は本人の気分や表情，行動，睡眠，食事などの生活リズムに気を配ることが必要です。これらに普段と違う点がないかを観察し，あれば介護者に確認します。
- 内服は必要最低限とします。複数の医師から処方されている場合はポリファーマシーになりやすいので，整理して不要と思われる薬剤をやめる決断も必要です。
- 服薬管理は本人には難しいので，家族や訪問看護師などと連携し，服薬カレンダーなどを参考にして確認します。
- せん妄などのBPSDに対しては，まず非薬物療法を行い，それでもコントロールが難しければ抑肝散やチアプリドなどを投与します。それらが無効の場合，さらにリスペリドンなど非定型抗精神病薬の少量投与を考えます。
- 介護者の表情や疲労度にも注意が必要です。介護への抵抗，徘徊，失禁などは介護者を疲弊させるので特に気をつけて下さい。家族との関係性が損なわれると家族関係が修復不能となり，施設介護が必要になることがあるからです。

3　連携のポイント

在宅医療初期

- かかりつけ医が別にいれば連携は必須です。今までの診療情報を得るようにしましょう。認知症診断や病型診断のために画像検査や専門医の診察が必要な場合は，認知症疾患医療センターや専門医へ紹介して下さい。

表1　認知症の主要病型の鑑別

疾患	AD	血管性認知症	レビー小体型認知症	前頭側頭型認知症
疫学	女性に多い	男性に多い	60歳以降 男性に多い	初老期に多い
発症	緩やか	比較的急なこともある	緩やか	緩やか
進展	ダウンスロープ様	段階状進行（例外あり）	進行性，動揺性	
全経過	10年（2～20年）	約7年	約7年	一般的に速い
記憶障害	初めから出現	比較的軽度	初期はADより軽度	ADに比べ軽度
身体症状	重度になるまで出現しない	精神症状に先行，または並行して悪化	パーキンソン症状 転倒が多い	失禁が早期に出現する
精神症状・徴候	物盗られ妄想（軽度でも出現）	意欲，意識，感情の障害	幻視（リアル），失神，意識の動揺，注意力障害	人格変化，感情平板化，脱抑制，無関心，炭水化物の過食
その他の特徴	感情，運動は重度となるまで保たれる	局所神経症状，脳血管障害既往，高血圧など動脈硬化危険因子	抗精神病薬への過敏性	

（文献1より引用改変）

在宅サービスが必要なとき
- 要介護認定を受けている場合は，ケアマネジャーとの連携によりデイサービス，ホームヘルプを，介護負担の強いときはショートステイなどの在宅サービスを利用して下さい。

BPSDがコントロール不可能なとき
- 認知症疾患医療センター，または精神科病院へ受診して下さい。

重度となり，摂食嚥下が困難になってきたとき
- 栄養法について介護者や家族と十分相談します。非経口的栄養法については，以前の推定意思も含めて本人の意向を尊重しますが，その上で胃瘻などを選択する場合は病院へ紹介します。

看取りをどうするか
- 重症になってから本人の意思を確認することは難しいため，元気な時期に本人の病前意思も含めて家族で話し合うことが必要です。その上で，自宅で看取る場合は訪問看護師の連携のもとで在宅医が緊急時に備える必要があります。自宅での看取りをしない場合は，急性期病院との連携や救急搬送により病院医師の支援を得るようにします。

4 居住系施設での在宅医療

- 自宅ばかりでなく，グループホームやサービス付き高齢者向け住宅（サ高住），有料老人ホーム，小規模多機能型居宅介護などの居住系施設も在宅医療の場となり，これらは今後増加することが予想されます。訪問時や事前に情報提供してくれる施設の看護職，介護職から患者の変化について情報提供を受け，協働して診療することが重要です。特に発熱，食欲低下，誤嚥など身体合併症についてよく診察を依頼されますが，行動や表情などを普段と比較することが重要です。

> **AUTHOR'S EYE**
> 1. 認知機能低下のため本人からは在宅でも症状を聞き取ることが難しいが，普段の生活環境の中で，どのようなことが保たれていて，何ができなくなっているか，また日内変動などを含めて症状の変化をみることが重要。
> 2. 認知症患者でも独居，特に昼間独居となっていることがあるが，ケアマネジャーや家族との連携により情報を得ることが重要。

文献
1) 平原佐斗司：在宅医療テキスト．第3版．在宅医療テキスト編集委員会，編．勇美記念財団，2015，p66-9．

（浅井幹一）

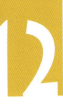

4章 認知症の予防・介護・在宅医療・法律を"識る"

終末期対応──認知症患者のIVH，胃瘻，介護者への説明の仕方

> **SYLLABUS**
>
> ▶ 認知症患者では，①食べようとする意欲の低下，②食物に対する認知障害，③摂食行動に対する注意力の低下，などのため摂食に際して食物を認識することや，口へ運ぶことが難しくなり，飲食物を口から吐き出す，いつまでもモグモグとかみ続けるなどの症状がよくみられます。嚥下反射は保たれていますが，末期になると加齢変化もあり誤嚥の頻度が増して誤嚥性肺炎の危険性が高くなります。またこの時点では，他の身体機能（特に移動）も低下しているので栄養障害をきたしやすく，非経口的栄養法を行うか判断をせまられることになります。

1 摂食・嚥下障害

- 一般的に高齢者では，咽喉頭筋群の全般的な筋力低下により誤嚥をきたしやすいですが，安静時の喉頭の位置は若年者より低くなっているため，食塊が咽頭へ流入する際に，喉頭挙上距離が大きいので喉頭挙上が遅延して誤嚥しやすくなります[1]（喉頭挙上期型誤嚥）。認知症患者では，認知機能低下が重度となると健常者よりも誤嚥しやすくなるのです。また，かむことが十分でなく，食塊が適切な大きさになっていないと，窒息の危険もあります。

2 栄養管理の問題点

- 義歯の調整やう歯・歯周炎の治療，歯磨きなどの口腔ケアが重要になりますが，病識がなく，歯科受診などをいやがるので難しいことが多くなります。また，食物にトロミをつけたり，ゼリー状の食品やミキサー食にしたりなど，食物形態を調整して嚥下食とすることで誤嚥の防止が行われますが，在宅では認知症患者の嗜好，「食べたいもの」が優先される傾向にあります。したがって，認知症が進むと栄養障害が起きる頻度は高くなります。

3 非経口的栄養法

- 終末期になり食事摂取が減ってくると，非経口的栄養法を行うかの判断をせまられますが，在宅で長期に中心静脈栄養（IVH）や末梢静脈栄養を行うのは，管理が難しいと思わ

れます。これは，認知症患者が動いたり，自己抜去したりしてルート維持が困難であるからです。経鼻経管栄養もチューブの維持や入れ替えなどが困難で嚥下障害を助長するので，非経口的栄養法としては胃瘻が選択される可能性が高いと思われます。

- 胃瘻の長期生存率については，すべての疾患を含む我々の成績において1年生存率は62.1％，5年生存率は40.5％でした[2]。しかし，認知症症例では予後が悪いことが報告されており[3]，1年生存率は30～60％で，末期認知症では胃瘻を含む経管栄養は生命予後を延長せず，QOLも改善せず，さらに誤嚥性肺炎の予防にもならないとされています。したがって最近では，認知症患者に対しては可能な限り代償的手法を用いて経口摂食の維持に努め，安易な経管栄養の導入には慎重であるべきとされています。

4 栄養管理の倫理的問題

- 2012年，日本老年医学会は「高齢者ケアの意思決定プロセスに関するガイドライン」[4]を公開しました。胃瘻など，人工的水分・栄養補給法（AHN）による延命が本人の苦痛を増やしたり，尊厳を損ねたりする可能性があるときは差し控え，施行中であっても撤退を考慮する必要があるとし，その医療・介護における意思決定プロセスをガイドラインとして提唱しました。それ以前は急性期病院入院に際して，食事ができない高齢者は認知症患者でも安易に胃瘻造設が行われていたきらいがあり，見直すきっかけとなりました。現在では，慎重なインフォームドコンセントがなされるようになり，胃瘻造設は一時より減っていると思われます。

- 在宅医療で食べられなくなった際には栄養管理の倫理的問題が発生しますが，これは認知症の進行により予想されることでもあるため，事前に介護者のみならず，家族全員と話し合っておくことが必要です。水分もまったく摂れなくなったときには死期が7～14日前後にせまっていると思われますので，在宅で看取りをするか病院で最期を迎えるか，本人の病前の意思を，推定意思でもよいので家族から聞くことが必要です。それがはっきりしない場合は家族の意向が重要になりますが，予期していなければ意見がはっきりせず，混乱することがあります。今までに培われた家族との人間関係を生かして対処すべきでしょう。その経過，すなわち意思決定プロセスは，診療録に明記しておくことが重要です。

- なお，末梢静脈からの補液は困難なことが多く，腹壁皮下点滴によれば500mL程度の補液は可能ですが，延命治療と思われます。本人が好きなアイスクリーム1かけらの経口摂取でも，QOLの点からみれば意義があると思われます。

AUTHOR'S EYE

1. 在宅では，食事が摂れなくなると家族から入院による点滴を希望されるケースがあり，終末期には看取りも含めて医療倫理的問題が起きることが多くなる。
2. 認知症は進行がゆっくりであることが多いので，患者本人，介護者，家族とコミュニケーションをとる時間があると思われる。「本人がどのような人生を歩んできたのか」「医療に対してはどのような考え方を持っていたのか」などを家族と話し合うとよい。他職種からの情報も重要である。
3. 本人にとって納得のいく最期となるよう，栄養管理についても，嗜好を尊重して食べさせる努力を惜しまないよう家族を支えていく。

文献

1) 梅崎俊郎：医師・歯科医師のための摂食・嚥下障害ハンドブック．第2版．本多知行，他編．医歯薬出版，2002, p33-5.
2) 浅井幹一，他：日老医誌．2006；43(6)：726-9.
3) Finucane TE, et al：JAMA. 1999；282(14)：1365-70.
4) 日本老年医学会：高齢者ケアの意思決定プロセスに関するガイドライン―人工的水分・栄養補給の導入を中心として．(2018年2月閲覧)
http://www.jpn-geriat-soc.or.jp/proposal/pdf/jgs_ahn_gl_2012.pdf

（浅井幹一）

4章 認知症の予防・介護・在宅医療・法律を"識る"

13 認知症医療と法律
――成年後見制度，道路交通法

> **SYLLABUS**
> ▶近年，法令も認知症の問題に対応できるよう改正等がなされています。本項では，認知症診療を行うにあたり，最低限押さえておくべき法令について解説します。

1 成年後見制度

成年後見制度とは

- 成年後見制度とは，認知症等の理由で事理弁識能力（判断能力）が不十分な方を保護，支援する制度です。福祉サービスの提供等を受けるためには，契約等の法律行為を行う必要がありますが，判断能力がない場合には契約等ができません。また，判断能力が不十分なために悪徳商法の被害にあうこともあります。このような問題から，2000年に介護保険制度と同時に成年後見制度が施行されました。成年後見人等は，本人を代理して契約等を締結したり，本人がした契約等に同意をしたりする等して，本人の通帳管理等の「財産管理」や介護施設の手続き等の「身上監護」を行います。

成年後見制度の種類

- 成年後見制度は大きくわけて「法定後見制度」と「任意後見制度」の2つがあります。

〈法定後見制度〉
- 法定後見制度は，家族等の申し立てにより，裁判所が判断能力の低下した本人のために成年後見人等を選任します。成年後見人等には，適正に業務を行うことができる人が選任されるため，親族の場合もあれば弁護士等の専門職の場合もあります。
- 法定後見制度は判断能力の程度によって，以下の通りにわかれています。

> - 後見――判断能力が欠けているのが通常の状態の方
> - 保佐――判断能力が著しく不十分な方
> - 補助――判断能力が不十分な方

- 認知症では，重度の方が後見，中等度の方が保佐，軽度の方が補助となることが多いと考えられます。

〈任意後見制度〉
- 任意後見制度は，本人に十分な判断能力があるうちに，将来，判断能力が不十分な状態となった場合に備えておく制度です。あらかじめ自らが選んだ任意後見人に対し，財産管理等に関する事務について代理権を与える内容の公正証書を作成しておき，本人の判断能力が低下した後に，裁判所が選任する任意後見監督人の監督のもとで，任意後見人があらかじめ契約で定めた事務を行います。

〈診断書等の作成〉
- 法定後見開始の申し立て等には，通常，裁判所の書式に基づく診断書の提出が求められるため，主治医は診断書の作成を求められる場合があります。また，法定後見開始等の審判のために，裁判所から主治医に鑑定を依頼されることもあります。

2　道路交通法

運転免許証更新等に係る診断書作成

- 2017年3月に道路交通法（道交法）が改正されました。75歳以上の方は，運転免許の更新時に認知機能検査を受けなければならず（道交法101条の4第2項），また一定の違反をしたときは，臨時に認知機能検査を受けなければなりません（道交法101条の7第1項）。この認知機能検査において「認知症のおそれ（第1分類）」に該当した場合には，臨時適性検査（公安委員会の指定する医師の診断・検査）を受けるか，認知症専門医等による診断書の提出が必要になります。この改正により，主治医に診断書の作成を依頼する患者も増えると想定されます。
- 認知症であることが判明した場合は，運転免許の取り消しまたは停止がされるため（道交法103条第1項1号の2），認知症と診断した場合には，患者の生活に大きな変化を与えることになります。しかし，患者および第三者の生命・身体の保護の観点からは，認知症患者が運転することは適切ではないため，認知症であることが判明した場合には，自動車の運転をやめるよう指導すべきと考えられます。
- また，認知症に関して適切に診断せず，患者が事故等を起こした場合も問題となります。このような場合，通常，診断した医師が刑事責任を問われることはないと考えられていますが（「かかりつけ医向け認知症高齢者の運転免許更新に関する診断書作成の手引き」[1]），民事責任を問われる可能性は否定できません。
- このような診断書の作成を求められた場合には，上記の「手引き」や「認知症高齢者の自動車運転に関する専門医のためのＱ＆Ａ集」[2] を参考に対応を検討する必要があります。なお，運転免許の取り消し等はあくまで公安委員会の責任で，運用基準（「一定の病気等に係る運転免許関係事務に関する運用上の留意事項について」平成28年9月30日付け警察庁丁運発第146号）等に基づいて行われます。

医師の任意の届出

- 医師が，運転免許を有する者が認知症であることを知った場合には，公安委員会に届出ることができます（道交法101条の6第1項）。この届出は医師の任意によるものであり，この届出を行っても守秘義務違反とはなりません（道交法101条の6第3項）。この届出を行うにあたってもガイドライン（「道路交通法に基づく一定の症状を呈する病気等にある者を診断した医師から公安委員会への任意の届出ガイドライン」）[3]が示されています。

- また，他のガイドライン等でも，「医師が認知症と診断し，患者が自動車運転をしていることがわかった場合には，自動車の運転を中止し，免許証を返納するように患者および家族（または介護者）に説明して，その旨を診療録に記載する」「認知症の診断の届出をする際には，患者本人および家族（または介護者）の同意を得るようにする」（「わが国における運転免許証に係る認知症等の診断の届出ガイドライン」，「同Q&A」[4]）等の例が示されています。

3　医師の注意義務

- 医師の注意義務に関しては，「いやしくも人の生命及び健康を管理すべき業務（医業）に従事する者は，その業務の性質に照らし，危険防止のために実験上必要とされる最善の注意義務を要求される」（最判昭和36年2月16日　民集15巻2号244頁）と判断されており，医療一般に行われている医療慣行に従っているだけでは足りません。医師は研鑽して一定の医療水準を保っておくなど，高度な義務を負っていることを理解する必要があります。

- 認知症患者の問診や治療方針の決定においては，「言った・言わない」のトラブルになることもあるため，必要な事項はカルテに記載することを心がける必要があります。また，成年後見人に医療同意権はないと考えられています。認知症により判断能力が低下している場合の説明と同意については，本人だけでなく，事実上家族に行っている現状がありますが，内容だけでなく，誰に説明したか等も記録に残しておくことが重要でしょう。

AUTHOR'S EYE

1. 成年後見制度とは，認知症等の理由で判断能力が不十分な方を保護し，支援する制度である。
2. 自動車の運転免許は，認知症になると取り消しまたは停止される。
3. 認知症患者とのやり取りで重要な事項は，内容と説明した人等も記録しておく。

文 献

1) 日本医師会：かかりつけ医向け認知症高齢者の運転免許更新に関する診断書作成の手引き. 2017.（2018年2月閲覧）
   http://dl.med.or.jp/dl-med/doctor/ninmen/20170301kaigo_tebiki.pdf
2) 日本神経学会, 他：認知症高齢者の自動車運転に関する専門医のためのQ&A集. 2017.（2018年2月閲覧）
   https://neurology-jp.org/news/pdf/news_20170314_01_01.pdf
3) 日本医師会：道路交通法に基づく一定の症状を呈する病気等にある者を診断した医師から公安委員会への任意の届出ガイドライン. 2014.（2018年2月閲覧）
   http://www.jsts.gr.jp/img/todokede_gl.pdf
4) 日本神経学会, 他：わが国における運転免許証に係る認知症等の診断の届出ガイドライン. 2014.（2018年2月閲覧）
   https://www.neurology-jp.org/news/pdf/news_20140624_01_01.pdf

（赤羽根秀宜）

索引

欧文

A
Aβ 45, 101, 163
AGE (advanced glycation end-product) 101
alien hand sign 83, 84
amnestic MCI 161, 162
*APOE*遺伝子 196
APP 196

B
BEHAVE-AD (Behavioral Pathology in Alzheimer's Disease) 13
BPSD (behavioral and psychological symptoms of dementia) 10, 127, 176
bvFTD (behavioral variant frontotemporal dementia) 21, 74

C
closed question 14

D
DaTSCAN 93
DESH (disproportionately enlarged subarachnoid-space hydrocephalus) 90
DLB (dementia with Lewy bodies) 65, 134, 145
DSM-5 47, 158

E
Evans index 90
eZIS 36

F
FAB (Frontal Assessment Battery) 70, 90
FAST (Functional Assessment Staging) 50, 52, 112
FTLD (frontotemporal lobar degeneration) 74

H
HDS-R (Hasegawa's Dementia Scale for Revised) 19, 24
hummingbird sign 85, 93

I
iNPH (idiopathic normal pressure hydrocephalus) 89

L
LB病変 65

M
MCI (mild cognitive impairment) 161
MET (Metabolic equivalent) 171
MIBG心筋シンチグラフィー 37, 71
MMSE (Mini Mental State Examination) 18, 24

N
non-amnestic MCI 161, 162
NPH (normal pressure hydrocephalus) 88
NPI (Neuropsychiatric inventory) 13, 128

P
PD (Parkinson's disease) 65
　──初期（未治療患者）の治療のアルゴリズム 118
PiB (Pittsburgh Compound-B) 38
PNFA (progressive non-fluent aphasia) 74, 78
post-stroke dementia 57
pre-stroke dementia 58
PSEN 1 196
PSEN 2 196
PSG (polysomnography) 45

R
RBD (REM sleep behavior disorder) 157

RLS（restless legs syndrome） 151
　　──の非薬物治療 153
S
SD（semantic dementia） 74, 78
Serial 7 18
sNPH（secondary normal pressure hydrocephalus） 89
strategic lesion 60
T
Timed Up and Go 91
Trail Making Test 22

V
VaD（vascular dementia） 56
VCI（vascular cognitive impairment） 56
VSRAD（Voxel-based Specific Regional analysis system for Alzheimer's Disease） 29
W
wearing-off 118, 120
　　──の治療アルゴリズム 118
Wechsler Memory Scale-Revisedの論理記憶Ⅱ 162

和文

あ
α-シヌクレイン 65
アセチルコリン（ACh） 105
アパシー 108, 145
アミロイドPET 38, 163
アミロイド・カスケード仮説 50
アリセプト® 10, 105
アルツハイマーⅡ型細胞 102
アルツハイマー型認知症 47, 105, 129, 183
アルツハイマー病（AD） 7, 47, 105
安静時振戦 69
い
1年ルール 68
イチョウ葉エキス 62
医師の注意義務 206
医療同意権 206
意識障害 5, 14
意味性認知症（SD） 74
異食 184
遺伝性血管性認知症 58, 61
易怒性 11, 122, 129
胃瘻 202
う
うつ 11, 25, 145

え
栄養障害 201
か
かみ合わせ 173
カテキン 170
カフェイン 170
ガランタミン 105
過眠 67
替え玉妄想 141
画像統計解析 29, 36
介護うつ病 194
介護休養（レスパイト） 188
介護者にかかるストレス 194
　　──への対処法 195
介護老人保健施設（老健） 189
改訂長谷川式簡易知能評価スケール（HDS-R） 19, 24
海馬傍回 29, 98
核医学検査 35
肝性脳症 101
き
記憶障害 7, 25, 178
基準飲酒量 169
機能画像検査 45
気分安定薬 131

共感性の喪失　75
嗅覚障害　46, 70
筋萎縮性側索硬化症（ALS）　14, 76
筋強剛　69, 83
近時記憶障害　9, 47

く
クロイツフェルト・ヤコブ病　44, 83
グルタミン酸　109

け
ケアマネジャー　186, 200
形態画像検査　44
軽度認知障害（MCI）　161
血液・髄液検査　44
血管性認知症　56
　　――の臨床経過　58
　　――の臨床分類　58
血管性認知障害　56
健康寿命　2, 169
見当識障害　7
腱反射　16
幻覚　10, 124, 134
幻視　10, 134, 181
　　――が出現しやすい状況　136
幻聴　10, 137
言語の障害　8

こ
コリンエステラーゼ阻害薬（ChEI）　105, 136
コンバート率　165
語の流暢性　21
語義失語　78
誤嚥性肺炎　173
誤認妄想　140
抗凝固療法　63
抗酸化物質　169
抗認知症薬　128, 130
抗不安薬　128
口腔ケア　173
後見　204

攻撃的言動　12
甲状腺機能低下症　103
高炭酸ガス換気応答検査　45
行動障害型前頭側頭型認知症（bvFTD）　51, 74
　　――の臨床診断基準　77
行動評価尺度（FAST）　50, 52
興奮　11, 106, 122
高齢化率　1, 2
高齢者ケアの意思決定プロセスに関するガイドライン　202

さ
3単語記銘課題　18, 20
サービス付き高齢者向け住宅（サ高住）　189, 200
サプリメント　172
サルコペニア　166
　　――の診断基準　167
作動記憶（ワーキングメモリ）　19, 25
在宅医療　198
錯視　10, 135, 181

し
シルビウス裂　78, 90
ジストニア　83
嗜銀顆粒性認知症（AGD）　96
歯周病　173
姿勢反射障害　69
自律神経障害　46, 70
失行　8
失神　185
失認　8
嫉妬妄想　10, 140
若年発症AD　47, 51
主治医意見書記入の手引き　190
終末糖化産物（AGE）　101
書字作文　19, 22
小規模多機能型居宅介護　188, 200
常同行動　75, 120
食行動異常　75
新オレンジプラン　1, 2

神経原線維変化 48, 97
神経心理学検査 18, 24
進行性核上性麻痺（PSP） 81
　　――の診断基準 82
進行性非流暢性失語（PNFA） 74
振戦麻痺 66

す
3D-SSP 36
スタチン 63
図形模写 19, 25
遂行機能障害 7, 75
推定意思 200, 202
睡眠ポリグラフ検査（PSG） 45, 67
睡眠時無呼吸症 171
睡眠障害 70, 151, 156
髄液 88
　　――シャント術 93
　　――リン酸化タウ 92
数字の逆唱 20

せ
Zスコア 29
せん妄 134, 156
　　――の3因子 157
　　――の診断基準 158
正常圧水頭症（NPH） 88
精神疾患 5, 14
成年後見制度 204
生理学的検査 45
摂食嚥下障害 173, 174
選択的セロトニン再取り込み阻害薬（SSRI） 79, 148
前頭側頭葉変性症（FTLD） 74
　　――の各臨床型の特徴 75
前頭葉機能障害 84, 89

そ
ゾニサミド 117, 118
続発性正常圧水頭症（sNPH） 88

た
タウオパチー 81, 96

タップテスト 91
多因子疾患 196
大脳皮質基底核変性症（CBD） 81, 93
　　――の診断基準 83
脱抑制 75
単一遺伝性疾患 196
単光子放射コンピュータ断層撮像法 35
短期入所（ショートステイ） 188

ち
遅延再生課題 19, 20
地中海式食生活 169
注意障害 8, 90
超高齢社会 1, 2

つ
通所リハビリ（デイケア） 188
通所介護（デイサービス） 188

て
テレビ妄想 140, 141
転倒 184, 186
電気痙攣療法 148

と
トラゾドン 154, 159
トリヘキシフェニジル 117
ドネペジル 105
ドパミンアゴニスト 117, 118, 120
ドパミントランスポーター（DAT） 38
　　――イメージング 38
ドパミン調節異常症候群 120
ドレナージテスト 91
閉じこもり 167
糖尿病 101, 131, 192
道具的ADL（IADL） 162
道路交通法 205
動作緩慢 69, 120
特発性正常圧水頭症（iNPH） 89
　　――診断のためのフローチャート 92
特別養護老人ホーム 189

に

ニコチン受容体異所性調節作用　105
ニセルゴリン　62
日本語版Montreal Cognitive Assessment
　　（MoCA-J）　22
日本食品標準成分表2015年版　170
日中傾眠　156
尿失禁　52, 89
任意後見制度　205
認知トレーニング　164
認知機能　4
　　——検査　205
　　——障害　4, 5
認知症に伴う行動・心理症状　127
認知症を伴うパーキンソン病（PDD）　68
認知症高齢者の日常生活自立度　191
認知症施策推進総合戦略　1
認知症疾患診療ガイドライン2017　107, 154,
認知症対応型共同生活介護（グループホーム）　189

の

脳萎縮　28, 74
脳血管障害　56
脳血流SPECT　35
脳室　88
脳脊髄液検査　48
脳卒中後認知症　57
脳卒中前認知症　58

は

バイオマーカー検査　44
パーキンソニズム　16, 69, 81
パーキンソン病（PD）　65
　　——の診断基準　67
　　——治療ガイドライン2011　116, 118
パーソン・センタード・ケア（person centered care）
　　127, 176
徘徊　12, 183
配食サービス　187
白質病変　59, 61

判断の障害　9

ひ

ビタミンB_1欠乏症　102
ビタミンB_{12}欠乏症　102
ピック病　74, 78
非ベンゾジアゼピン系睡眠薬　153, 154
非経口的栄養法　201
非選択的NMDA受容体遮断薬　109
被害妄想　129, 140
微小出血　59

ふ

フレイル　166
　　——の診断基準　166
　　——の分類　167
ブチリルコリンエステラーゼ（BuChE）　105
プレクリニカル期　50, 53
不安状態　11
不眠症　151

へ

ベンゾジアゼピン系睡眠薬　154
閉塞隅角緑内障　120
辺縁系神経原線維変化認知症（LNTD）　97

ほ

歩行障害　53, 89
保佐　204
補助　204
法定後見制度　204
訪問介護（ヘルパー）　187
暴力行為　129

ま

まだら認知症　59
幻の同居人妄想　141
慢性虚血性変化　29

み

ミオクローヌス　83
ミニメンタルステート検査（MMSE）　18, 24

む

無為　75

無動　69, 72

め
メマンチン　109

も
妄想　10, 140
物盗られ妄想　141, 142

ゆ
指輪っかテスト　166

よ
抑肝散　122
抑肝散加陳皮半夏　123
浴槽台　184

ら
ラクナ梗塞　59

り
リスペリドン　131, 154

リバート率　165
リバスチグミン　105
リン酸化タウ　44, 50
臨時適性検査　205

れ
レストレスレッグス症候群（RLS）　151, 153
レビー小体型認知症（DLB）　65
レビー小体病　65
レボドパ　115
レボドパ＋ドパ脱炭酸酵素阻害薬　117
レム睡眠行動障害（RBD）　157, 185

ろ
老人斑　48, 164

わ
我が道を行く行動　75, 78
我が家でない妄想　141, 142

次号予告

jmedmook 56
2018年6月25日発行！

あぁ～どうする?! この不整脈 ver.2
ずばっと解決しちゃいます！

編者　山下武志（公益財団法人心臓血管研究所所長）

CONTENTS

1	心房期外収縮	山下武志
2	無症状の心室期外収縮	増田慶太
3	心室期外収縮＋動悸	川村祐一郎
4	心室期外収縮3連発！	西原崇創
5	健康診断で見つかったWPW症候群	富田　威
6	無症状のBrugada波形	奥山裕司
7	上室頻拍	安喰恒輔
8	心房粗動	高橋尚彦
9	心房細動の脳梗塞予防	是恒之宏
10	無症状の慢性心房細動	池田隆徳
11	慢性心房細動＋息切れ・動悸	池田隆徳
12	無症状の発作性心房細動	志賀　剛
13	発作性心房細動＋軽めの動悸	志賀　剛
14	発作性心房細動＋生活困難	大塚崇之
15	洞頻脈	速水紀幸
16	洞機能不全症候群	吉田明弘
17	動悸の強い洞調律	天野惠子
18	第Ⅰ度・第Ⅱ度Wenckebach型房室ブロック	朝田一生
19	高度・完全房室ブロック	朝田一生
20	神経原性失神	河野律子／安部治彦
21	wide QRS型頻拍	清水昭彦
22	心室頻拍・心室細動	栗田隆志
23	突然死の家族歴	清水　渉
24	小児の不整脈	松村昌治／住友直方
25	透析患者の不整脈	庄司正昭

jmedmook
偶数月25日発行 B5判／約170頁

定価（本体3,500円＋税）　送料実費
〔前金制年間（6冊）直送購読料金〕
21,000円＋税　送料小社負担

編著 **眞鍋雄太**（まなべ ゆうた）
神奈川歯科大学認知症・高齢者総合内科教授／藤田保健衛生大学救急総合内科客員教授

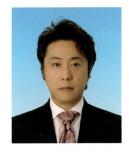

【プロフィール】
- 2001年　藤田保健衛生大学医学部卒業
- 2007年　藤田保健衛生大学大学院内科系医学研究科博士課程卒業，藤田保健衛生大学病院一般内科
- 2009年　東京都精神医学研究所神経病部門へ国内留学
- 2011年　藤田保健衛生大学病院総合診療内科講師
- 2012年　順天堂大学医学部附属順天堂東京江東高齢者医療センターPET-CT認知症研究センター准教授
- 2013年　横浜新都市脳神経外科病院認知症診断センター部長
- 2017年　藤田保健衛生大学救急総合内科客員教授
- 2018年　現職

医学博士，日本認知症学会専門医・指導医，日本旅行医学会認定医，レビー小体型認知症研究会世話人，レビー小体型認知症サポートネットワーク東京顧問医

---

jmed mook 55
あなたも名医！
かかりつけ医のための「攻める」認知症ガイド
臨床現場で今すぐ使える！

ISBN978-4-7849-6655-4　C3047　¥3500E
本体3,500円＋税

2018年4月25日発行　通巻第55号

編集発行人	梅澤俊彦
発行所	日本医事新報社　www.jmedj.co.jp
	〒101-8718　東京都千代田区神田駿河台2-9
	電話（販売）03-3292-1555　（編集）03-3292-1557
	振替口座　00100-3-25171
印　刷	ラン印刷社

© Yuta Manabe 2018 Printed in Japan
© 表紙デザイン使用部材：株式会社カワダ　diablock©KAWADA

- 本書の複製権・翻訳権・上映権・譲渡権・公衆送信権（送信可能化権を含む）は（株）日本医事新報社が保有します。

 ＜（社）出版者著作権管理機構　委託出版物＞
本書の無断複写は著作権法上での例外を除き禁じられています。複写される場合は，そのつど事前に，（社）出版者著作権管理機構（電話 03-3513-6969，FAX 03-3513-6979，e-mail: info@jcopy.or.jp）の許諾を得てください。

電子版のご利用方法

巻末の袋とじに記載されたシリアルナンバーで，本書の電子版を利用することができます。

手順①：日本医事新報社 Web サイトにて会員登録（無料）をお願い致します。
　　　　（既に会員登録をしている方は手順②へ）

日本医事新報社 Web サイトの「Web医事新報かんたん登録ガイド」でより詳細な手順をご覧頂けます。
www.jmedj.co.jp/files/news/20170221%20guide.pdf

手順②：登録後「マイページ」に移動してください。
　　　　www.jmedj.co.jp/mypage/

「マイページ」
▼
マイページ下部の「会員情報」をクリック

「会員情報」ページ上部の「変更する」ボタンをクリック

「会員情報変更」ページ下部の「会員限定コンテンツ」欄にシリアルナンバーを入力

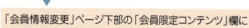

「確認画面へ」をクリック

「変更する」をクリック

会員登録（無料）の手順

1 日本医事新報社Webサイト（www.jmedj.co.jp）右上の「会員登録」をクリックしてください。

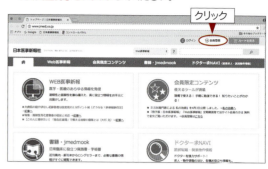

2 サイト利用規約をご確認の上 (1)「同意する」にチェックを入れ，(2)「会員登録する」をクリックしてください。

3 (1) ご登録用のメールアドレスを入力し，(2)「送信」をクリックしてください。登録したメールアドレスに確認メールが届きます。

4 確認メールに示されたURL（Webサイトのアドレス）をクリックしてください。

5 会員本登録の画面が開きますので，新規の方は一番下の「会員登録」をクリックしてください。

6 会員情報入力の画面が開きますので，(1) 必要事項を入力し (2)「(サイト利用規約に) 同意する」にチェックを入れ，(3)「確認画面へ」をクリックしてください。

7 会員情報確認の画面で入力した情報に誤りがないかご確認の上，「登録する」をクリックしてください。